HÅND AKUPUNKTUR

KLINISK BEHANDLING

针炎临床治疗

Sumiko Knudsen

Ph.D
Practitioner.DK

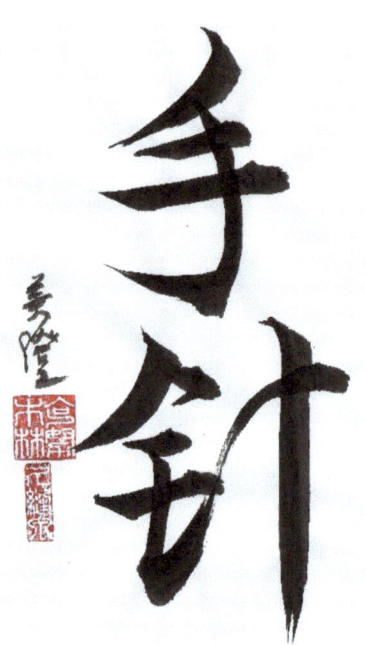

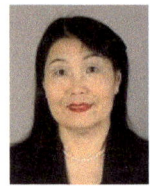

Sumiko Knudsen er født i Japan, og hun har i mange år boet i USA, UK og Danmark. Hun blev uddannet på Nordic College of Chinese Acupuncture i Danmark, og derefter fortsatte hun og studerede ved Beijing University of TCM i Kina. Derefter studerede hun på Nanjing University of TCM i Kina, og hun fik Ph.D. Hun er en privatpraktiker i Danmark.

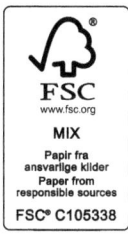

Forlag: BoD – Books on Demand, Hellerup, Danmark
Tryk: BoD – Books on Demand, Norderstedt, Tyskland

ISBN: 9788743046011

INDHOLD

INTRODUKTION

Håndakupunkturterapi til behandling af sygdomme er en terapeutisk metode, der anvender forskellige former for stimulering på forskellige specifikke dele af hånden for at fremme cirkulationen af Qi og blod gennem meridianer.

De specifikke dele af hånden er klassificeret som de almindelige punkter, ekstra punkter og specielle punkter på hånden.

Siden gamle dage har vi automatisk gnedet og presset vores hænder på smertefulde områder for at fremme Qi og blodcirkulation og for at lindre, løse hævelse for at korrigere funktionelle ubalancer.

Hånden er ligesom et vindue, der afslører nogle oplysninger om sygdomme.
Neglenes farve og formtilstand har stor værdi for behandlingsinstruktion.

Hånden kan bruges til at diagnosticere og behandle sygdomme, da hånden er tæt forbundet med andre dele af kroppen i et fælles indre miljø.

Håndterapi er sikker, pålidelig og nem at udføre til både tidlig diagnose og behandling. Håndterapi foregår uden brug af medicin.

Derfor har det tiltrukket sig opmærksomhed fra flere mennesker i verden.

Sumiko Knudsen 克努森澄子

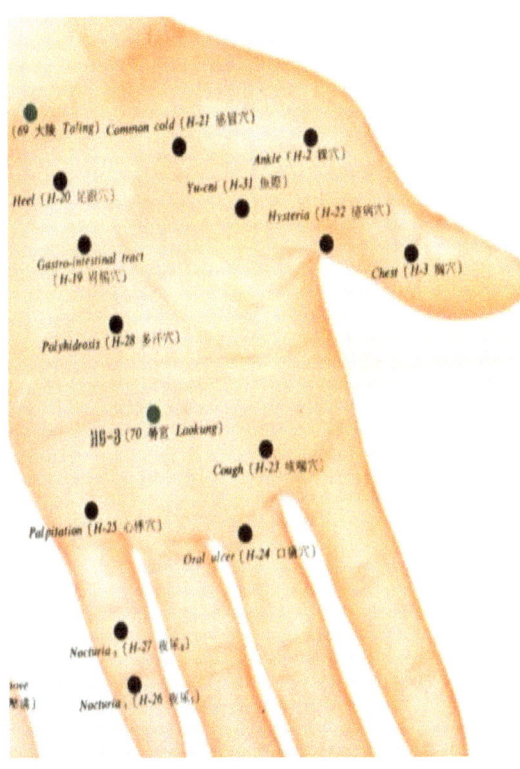

Aku-punkter for Hånd terapi

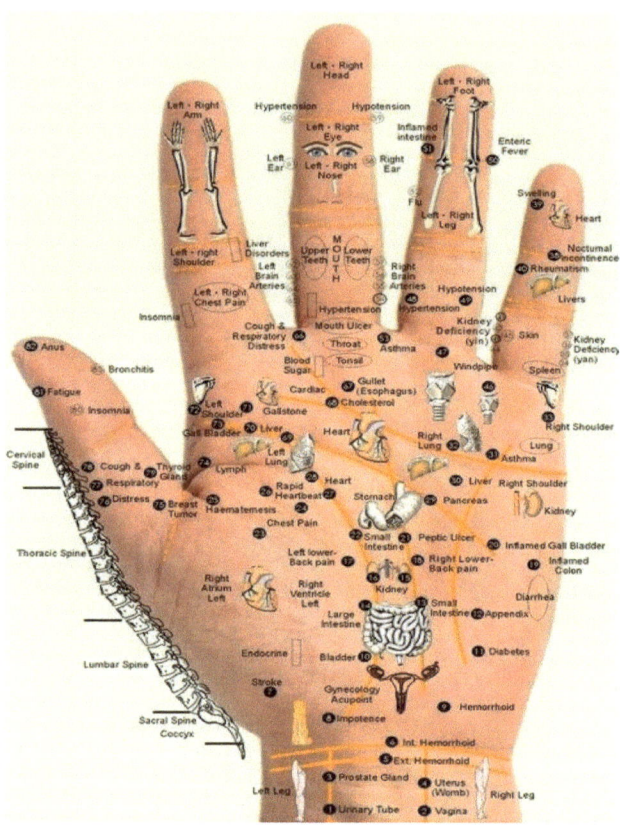

Håndtrykpunkter for akupressur og massageterapi

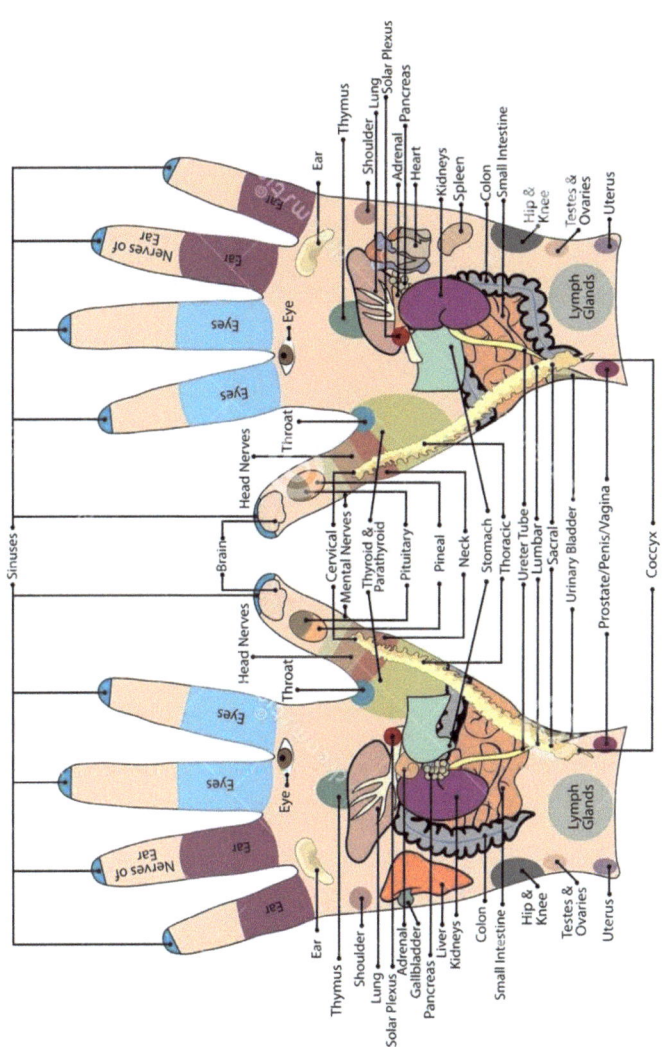

Diagram af håndens reflekterende zoner: venstre og højre håndryggen

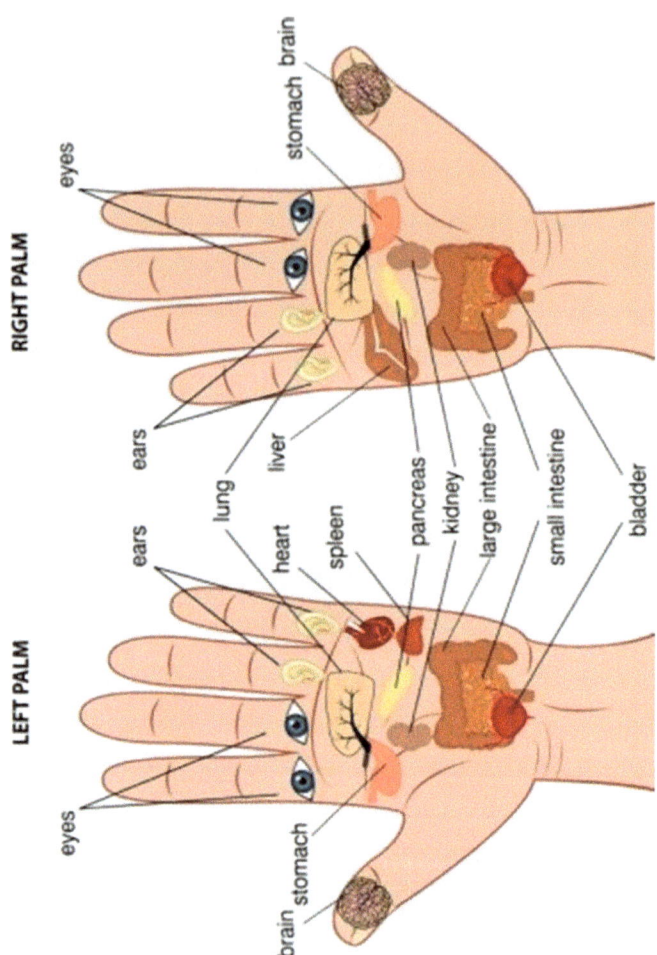

Aku trykzoner: Venstre og højre håndflade

Kapitel 1. Almindelige akupunkturpunkter til håndterapi

Akupunkturpunkter til håndterapi omfatter de almindelige og ekstra punkter på hånden. Akupunkturpunkter på underarmen bruges også i håndterapi.

I. Lunge meridian i Hånd Taiyin
手太阴肺经经穴

1. LU-5 (Chize 尺泽)

- **He Sea punkt.**

- **Placering**
  På den tværgående fossa cubitalis fold, i fordybningen ved den radiale side af senen til biceps brachii.

- **Funktion**
  At undertrykke ugunstig opstigning af lunge-Qi, tone lunge-yin, fugte lungen.

- **Indikationer**

Hoste, astma, dyspnø, hæmoptyse, fylde i brystet, eftermiddagsfeber, ondt i halsen, krampagtige smerter i albue og arm.

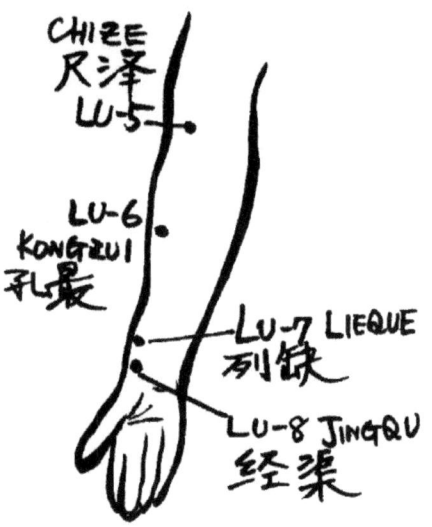

2. LU-6 (Kongzui 孔最)

- **Xi-Cleft punkt.**

- **Placering**
  På radius mediale kant langs linjeforbindelsen LU-5, 5 cun nedenfor. 7 cun over LU-9.

- **Funktion**
  At undertrykke uønsket opstigning af lunge-Qi, fjern blod ild, stoppe blødning.

- **Indikationer**
  Hæmoptyse, hoste, dyspnø, ondt i halsen, hæmorroide, afoni, smerter i arm og albue, hovedpine.

3. LU-7 (Lieque 列缺)

- **Luo-forbindelsespunkt.**

- **Placering**
  På det radiale aspekt af underarmen 1,5 cun over den tværgående fold på håndleddet mellem to sener.

  Når pegefingrene og tommelfingrene på begge hænder krydses med den anden hånd, er LU-7 lige under spidsen af pegefingeren.

- **Funktion**
  Juster ren for at udstøde patogen fra lungerne.

- **Indikationer**

Hoste, astma, migræne, hæmoptyse, ondt i halsen, stiv nakke, tandpine, feberagtig vandladning, smerter i penis og feberfornemmelse i håndfladerne.

4. LU-8 (Jingqu 经渠)

- **Placering**
  1 cun over den tværgående fold på håndleddet i fordybningen på lateral side af den radiale arterie.

- **Funktion**
  At kontrollere hoste og astma, ånde.

- **Indikationer**
  Hoste, astma, ondt i halsen, smerter i brystet, smerter i håndleddet.

5. LU-9 (Taiyuan 太渊)

- **Yuan-Source punkt**

- **Placering**

Ved den radiale ende af tværgående fold på håndleddet i fordybningen på den radiale side af radialarterien.

- **Funktion**
  At kontrollere hoste og løse slim, forbedre kroppens modstand, uddrive patogener.

- **Indikationer**
  Hoste, astma, ondt i halsen, hjertebanken, smerter i brystet, håndled, arm.

6. LU-10 (Yuji 鱼际)

- **Placering**
  Ved det radiale aspekt af midtpunktet for den første metacarpale knogle på krydset mellem den røde og hvide hud.

- **Funktion**
  At fjerne varme i lungerne, lindre stagnation i halsen og fjerne ild i blodet

- **Indikationer**
  Hoste, hæmoptyse, ondt i halsen, afoni, tab af stemme, feber fornemmelse i håndfladerne.

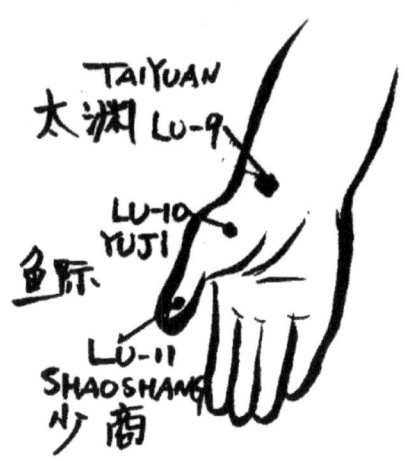

7. LU-11 (Shaoshang 少商)

- **Jing-Well point.**

- **Placering**
  På den radiale side af tommelfingeren, 0,1 cun fra neglens hjørne.

- **Funktion**
  At fjerne ild, åbne sanseorganåbninger, genoprette yang, genoplive kritiske patienter,

lindre stagnation i halsen og kontrollere kramper.

- **Indikationer**
  Hoste, astma, ondt i halsen, epistaxis, Lidelse af mave, psykisk sygdom, smerter i tommelfingeren.

II. Tyktarmmeridian i Hånd-Yangming

手阳明大肠经经穴

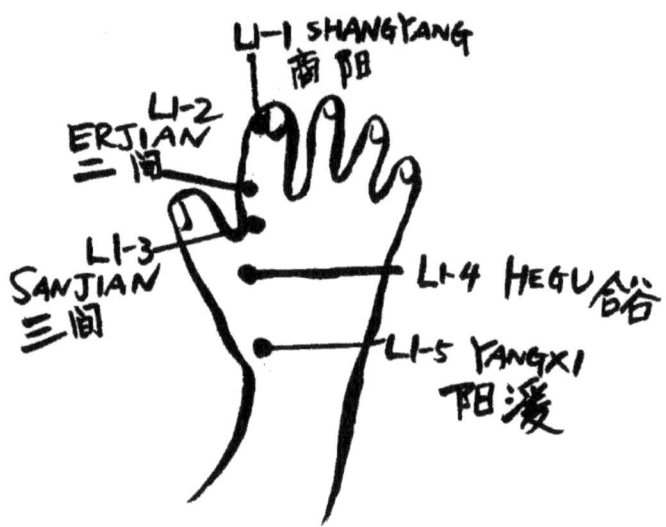

1. LI-1 (Shangyang 商阳)

- **Jing-Well punkt.**

- **Funktion**
  At rense ild, løse hævelse, åbne sanseorganåbninger, genopfriske sindet.

- **Placering**
  På pegefingerens radiale side, 0,1 cun ved siden af neglens hjørne.

- **Indikationer**
  Apopleksi, koma, tandpine, døvhed, følelsesløshed i fingre, høj feber.

2. LI-2 (Erjian 二间)

- **Placering**
  På pegefingerens radiale side i fordybninger distant til det andet metacarpal-falangeale led. Punktplaceringer kun lidt bøjet.

- **Funktion**
  At fjerne ild og løse hævelse.

- **Indikationer**
  Tandpine, ondt i halsen, sløret syn, lammelse i ansigtet, følelsesløshed i fingrene.

3. LI-3 (Sanjian 三间)

- **Placering**
  På pegefingerens radiale side i fordybninger proximalt med det andet metacarpal-phalangeal led.

- **Funktion**
  At fjerne ild, fjerne hævelse, stoppe diarré.

- **Indikationer**
  Tandpine, ondt i halsen, epistaxis, hævelse og smerter i håndryggen i hånden, følelsesløshed i fingrene.

4. LI-4 (Hegu 合谷)

- **Yuan-Source punkt.**

- **Placering**
  På håndens håndryggen mellem den første og anden metacarpale knogler skal du finde punktet, der strækker begge tommelfingre og pegefinger på venstre hånd, placer tværgående fold af det interphalangeale led af højre.

- **Funktion**

At fjerne varme, behandle ydre syndrom, forbedre syn og hørelse.

- **Indikationer**
Hævelse, rødme og øjensmerter, hovedpine, ansigtslammelse, epistaxis, ondt i halsen, døvhed, tandpine, hævelse i ansigtet, forkølelse, hoste, lammelse og krampe i fingre, infantil krampe, uregelmæssig menstruation, forsinket fødsel, obstruktionssyndrom i apopleksi, svaghed og motorisk svækkelse.

5. LI-5 (Yangxi 阳溪)

- **Placering**
På håndleddets radiale side, når tommelfingeren vippes opad, er det fordybningen mellem senerne i extensor pollicis longus og brevis.

- **Funktion**
At fjerne ild, berolige sindet, forbedre synet, fjerne stagnation af halsen.

- **Indikationer**

Hovedpine, tinnitus, døvhed, psykisk syg, epilepsi, krampagtig smerte i håndleddet, tandpine, rødme, smerter og hævelse i øjnene.

6. LI-6 (Pianli 偏历)

- **Luo-forbindelsespunkt.**

- **Funktion**
  At forbedre syn og hørelse.

- **Placering**
  På den radiale side af underarmens håndryggen, 3 cun nær håndleddets krølle.

- **Indikationer**
  Tinnitus, døvhed, rødme i øjet, krampagtig smerte i arm og hånd, epistaxis, ansigtslammelse, ondt i halsen, ødem.

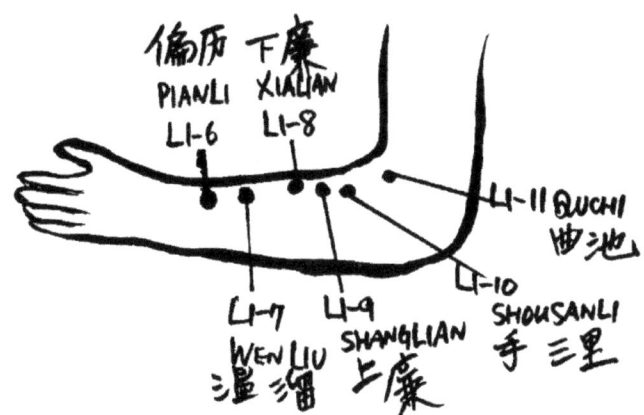

7. LI-7 (Wenliu 温溜)

- **Xi-Cleft punkt.**

- **Placering**
  På den radiale side af underarmens håndryggen, 5 cun nær ved håndleddets krølle.

- **Indikationer**
  Hovedpine, epistaxis, ondt i halsen, mavesmerter, smerter i skulder og arm.

8. LI-8 (Xialian 下廉)

- **Placering**
  På den radiale side af underarmens håndryg, 4 cun distalt til fossa cubitalis fold.

- **Funktion**
  At justere Qi. Fremme organer.

- **Indikationer**
  Mavesmerter, smerter i albue og arm, motorisk svækkelse af overbenene.

9. LI-9 Shanglian (Shanglian 上廉)

- **Placering**
  På den radiale side af underarmens håndryggen, 3 cun distalt til fossa cubitalis fold.
- **Funktion**
  At justere Qi. Fremme organer.

- **Indikationer**

Motorisk svækkelse af overbenene, følelsesløshed i hånden og armen, smerter i skulder og arm, mavesmerter.

10. LI-10 (Shousanli 手三里)

- **Placering**
  På den radiale side af underarmens håndryg, 2 cun distalt til fossa cubitalis fold.

- **Funktion**
  At fjerne ild, forbedre synet, justere Qi, fremme organer.

- **Indikationer**
  Tandpine, hævelse af kinden, mavesmerter, maveknurren, diarré, lammelse i overbenene, smerter i skulder og ryg.

11. LI-11 (Quchi 曲池)

- **He-Sea punkt.**
- **Placering**

I fordybning i den laterale ende af den tværgående fossa cubitalis fold.

- **Funktion**
At udvise vindpatogen, kontrollere kløe, fjerne ild, løse hævelse.

- **Indikationer**
Tandpine, rødme og smerter i øjnene, ondt i halsen, mavesmerter, diarré, lammelse i de øvre lemmer, krampagtig smerte i albue og arm, febersygdomme, hypertension, urticaria.

III. Hjertemeridian i Hånd-Taiyang
手阴心经经穴

1. HT-3 (Shaohai 少海)

- **He-Sea punkt i Hjertemeridian.**

- **Placering**
  Når albuen er bøjet, midt på linjen, der ligger den mediale ende af albuehulen.

- **Funktion**
  At berolige sindet.

- **Indikationer**
  Hjertesmerter, mani, epilepsi, følelsesløshed i arm og hånd, smerter i armhulen, rysten i hånden, scrofula, hovedpine, tandpine.

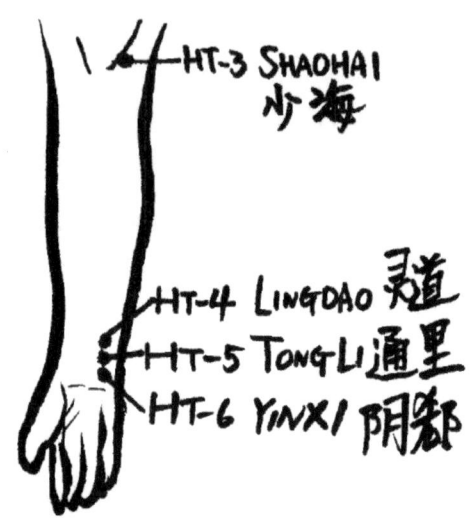

2. HT-4 (Lingdao 灵道)

- **Placering**
  På håndflade side af underarmen, 1,5 cun over tværgående fold på håndleddet.

- **Funktion**
  At regulere Qi.

- **Indikationer**

Angina pectoris, hjertebanken, spasmodisk smerte i albuen og armen, afasi, sorg og frygt.

3. HT-5 (Tongli 通里)

- **Luo-forbindelsespunkt i Hjertemeridian.**

- **Placering**
  På håndflade side af underarmen, 1 cun over tværgående fold på håndleddet.

- **Funktion**
  At berolige sindet, tone Yin, hjerte ild.

- **Indikationer**
  Hjertebanken, svimmelhed, pludseligt tab af stemme, afasi på grund af stiv tunge, smerter i håndled og arm.

4. HT-6 (Yinxi 阴郄)

- **Xi-Cleft punkt i Hjertemeridian.**

- **Placering**

På underlaget på håndflade side af underarmen, 0,5 cun over tværgående fold på håndleddet.

- **Funktion**
At berolige sindet, fjerne ild i blodet.

- **Indikationer**
Angina pectoris, hjertebanken, epistaxis, pludseligt tab af stemme, epistaxis, sløret syn.

5. HT-7 (Shenmen 神门)

- **Yuan-Source i Hjertemeridian.**

- **Placering**
I den ulnar ende af den tværgående fold på håndleddet, på den radiale side af flexor carpi ulnaris, i fordybningen ved den proximale kant af pisformbenet.

- **Funktion**
At forbedre kroppens modstand, uddrive patogener, berolige sindet.

- **Indikationer**

Angina pectoris, søvnløshed, hjertebanken, mani, epilepsi, hypokondrisk smerte, håndledssmerter, følelsesløshed i fingrene, demens.

6. HT-8 (Shaofu 少府)

- **Placering**
  På håndfladen i fordybningen mellem den fjerde femte metacarpale knogler. Når man knytter hånden, er punktet hvor spidsen af lillefingeren ligger.

- **Funktion**
  At rense hjertets ild, berolig sindet.

- **Indikationer**
  Hjertebanken, brystsmerter, dysuri, enurese, krampende smerte i lillefingeren, kløe i de ydre kønsorganer.

7. HT-9 (Shaochong 少冲)

- **Jing-Well punkt**
- **Placering**

På den radiale side af lillefingeren, 0,1 cun ved siden af neglens hjørne.

- **Funktion**
  At rense ild, kontrollere kramper, berolige sindet.

- **Indikationer**
  Hjertebanken, angina pectoris, mani, bevidstløshed, febersygdom, hypokondrisk smerte.

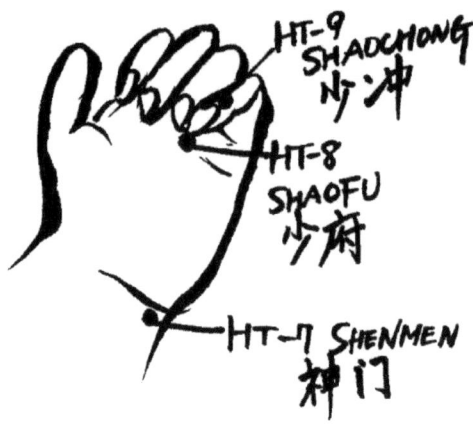

VI. Tyndtarmmeridian i Hånd Taiyang
手太阳小肠经经穴

1. SI-1 (Shaoze 少泽)

- **Jing-Well point.**

- **Placering**
  På ulnar side af den lille finger, 0,1 cun fra neglens hjørne.

- **Funktion**
  At øge kropsvæsken, fremme udledning af mælk, rense ild, lette udledning gennem åbninger.

- **Indikationer**
  Apopleksi, bevidstløshed, grå stær, tinnitus, døvhed, ondt i halsen, bryst byld, hovedpine, febersygdomme.

2. SI-2 (Qiangu 前谷)

- **Placering**

Når man knytter hånden, er punktet på ulnar ende af fold, ved siden af det femte metacarpophalangeal led.

- **Funktion**
  At sprede lever Qi, rense hjerte ild, forbedre syn og hørelse.

- **Indikationer**
  Hovedpine, følelsesløshed i fingrene, tinnitus, døvhed.

3. SI-3 (Houxi 后溪)

- **Placering**
  Når man knytter hånden, er punktet på den ulnar side af hånden ved enden af den tværgående fold nær det femte metacarpophalangeal led.

- **Funktion**
  At fjerne hjerte ild, lindre depression, kontrollere malaria med feber.

- **Indikationer**

Tinnitus, døvhed, ondt i halsen, mani, epilepsi, stiv nakke, følelsesløshed i fingrene, smerter i skulder og albue, febersygdomme.

4. SI-4 (Wangu 腕骨)

- **"Yuan-Source" punkt i Tynd Tarmmeridian.**

- **Placering**
  På den ulnar side af hånden, i fordybningen mellem basen af den femte metacarpale knogle og den triquetrale knogle.

- **Funktion**
  At øge kropsvæsker, lindre tørst, fremme udledning af galde, reducere gulsot.

- **Indikationer**
  Tinnitus, døvhed, følelsesløshed i fingre, febersygdom, gulsot, grå stær, smerter og stivhed i nakken.

SI-5 (Yanggu 阳谷)

- **Placering**
  I den ulnar side af af håndleddet, i fordybningen mellem styloidprocessen i ulnar og den triquetrale knogle.

- **Funktion**
  At rense hjerte ild, berolige sindet, forbedre synet og hørelsen.

- **Indikationer**
  Hovedpine, tinnitus, døvhed, mani, epilepsi, hævelse og smerter i øjnene, febersygdom, smerter i hånd og håndled, hævelse i nakken.

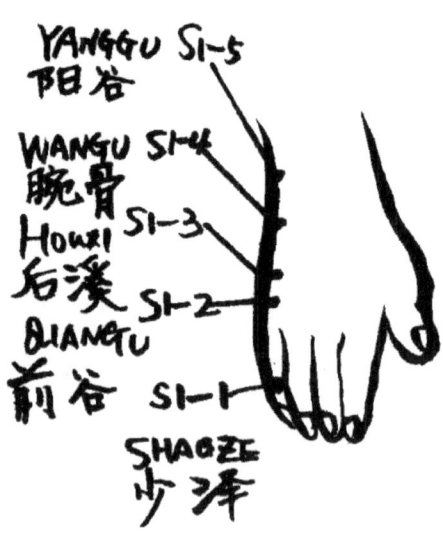

SI-6 (Yanglao 养老)

- **Xi-Cleft punkt i Tynd Tarmmeridian**.

- **Placering**
  Med håndfladen vendt nedad, skal du sætte en fingerspids på det højeste sted i ulnahovedet, i fordybningen under fingeren, på den radiale side af styloide proces af ulna.

- **Funktion**
  At øge kropsvæsker til nærende muskler, klare hovedet, forbedre synet.

- **Indikationer**
  I Sløret syn, smerter i skulder, ryg, albue og arm.

SI-7 (Zhizheng 支正)

- **Luo-forbindelsespunkt i Tynd Tarmmeridian**.

- **Placering**

På linjen, der forbinder SI-6 (Yanglao 养老) og SI-8 (Xiaohai 小海), 5 cun nær på dorsale fold på håndleddet.

- **Funktion**
  At sprede lever Qi, berolige sindet, fjerne ild, behandle ydre syndromer.

- **Indikationer**
  Hovedpine, svimmelhed, depressiv psykose, mani, febersygdomme, smerter i albuen, armen og fingrene.

SI-8(Xiaohai 小海)

- **He-Sea punktet i Tynd Tarmmeridian.**

- **Placering**
  Når albuen er bøjet, i fordybningen mellem olecranon af ulna og spidsen af den mediale epicondyle af humerus.

- **Funktion**
  At sprede lever Qi, berolige sindet, fjerne ild, løse hævelse.

- **Indikationer**
  Hovedpine, svimmelhed, tinnitus, døvhed, epilepsi, smerter i skulder, arm og albue.

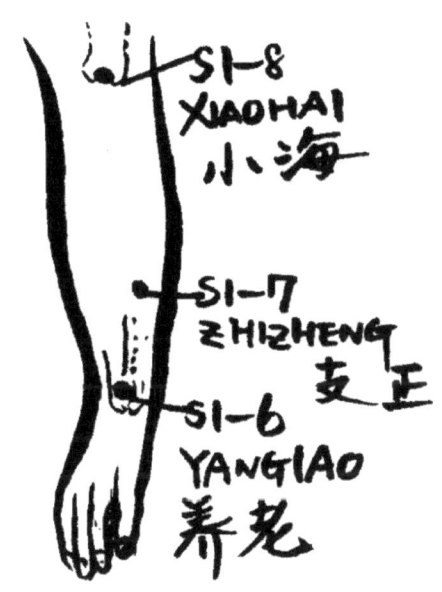

V. Hjertesækmeridian i Hånd-Yueyin
手蕨阴心包经经穴

1. P-3 (Quze 曲泽)

- **He-Sea punkt i Hjertesækmeridian.**

- **Placering**
  Ved midtpunkt for den tværgående cubitalis fold, i den ulnar side af senen til biceps brachii.

- **Funktion**
  At fjerne hjerte ild, kontrollere smerte, justere og undertrykke ugunstig stigning af Qi.

- **Indikationer**
  Angina pectoris, hjertebanken, mavesmerter, opkastning, krampende smerter i albuen og underarmen.

2. P-4 (Ximen 郄门

- **Placering**
  På håndflade side af underarmen, 5 cun over den tværgående fold på håndleddet, på linjen,

der forbinder P-3 (Quze 曲泽) og P-7 (Daling 大陵), mellem senerne på palmaris longus og flexor carpi radialis.

- **Funktion**
  Fjerne hjerte ild, kontrollere hoste, fjerne blod ild, stoppe blødning.

- **Indikationer**
  Angina pectoris, hjertebanken, hæmoptyse, brystsmerter, epistaxis, epilepsi.

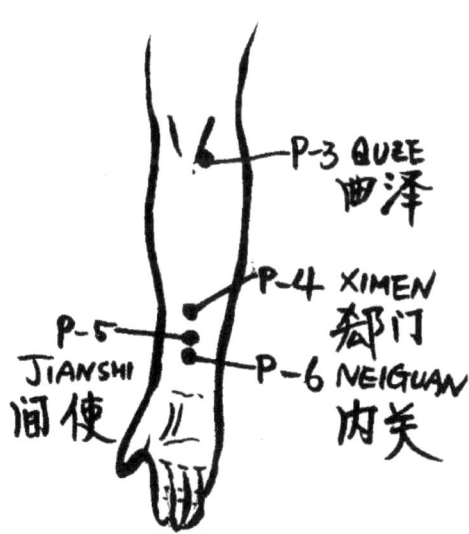

3. P-5 (Jianshi 间使)

- **Placering**
  På håndflade side af underarmen, 3 cun over den tværgående fold på håndleddet, på linjen, der forbinder P-3 (Quze 曲泽) og P-7 (Daling 大陵), mellem senerne på palmaris longus og flexor carpi radialis.

- **Funktion**
  At udvide brystet, lindre depression, berolige sindet, undertrykke negativ opstigning af Qi.

- **Indikationer**
  Angina pectoris, hjertebanken, mavepine, opkastning, mani, malaria, epilepsi, sammentrækning af arm og albue.

4. P-6 (Neiguan 内关)

- **Luo-forbindelsespunkt i Hjertesæk meridian.**

- **Placering**

På håndflade side af underarmen, 2 cun over den tværgående fold på håndleddet, på linjen, der forbinder P-3 (Quze 曲泽) og P-7 (Daling 大陵), mellem senerne på palmaris longus og flexor carpi radialis.

- **Funktion**
  At berolige sindet, kontrollere smerte, sprede lever Qi, regulere milt og mave.

- **Indikationer**
  Angina pectoris, hjertebanken, mavesmerter, opkastning, kvalme, epilepsi, søvnløshed, psykiske lidelser, krampagtig smerte i albue og arm, migræne, febersygdom.

5. P-7 (Daling 大陵)

- **Yuan-Source punkt i Hjertesæk meridian.**

- **Placering**
  På håndflade side af underarmen, midtpunktet for den tværgående fold på håndleddet, mellem senerne i palmaris longus og flexor carpi radialis.

- **Funktion**
  For at berolige sindet, udvide brystet, regulere maven.

- **Indikationer**
  Angina pectoris, hjertebanken, mavesmerter, mani, søvnløshed, smerter i den hypokondriale region, opkastning.

6. P-8 (Laogong 劳宫)

- **Placering**
  På håndfladen mellem den anden og tredje metacarpale knogler. Når hånden er knyttet, er lavet, er punktet under spidsen af langfingeren.

- **Funktion**
  At fjerne ild, berolige sindet, reducere hævelse, stoppe kløen.

- **Indikationer**
  Angina pectoris, hjertebanken, opkastning, epilepsi, mani, koma på grund af apopleksi.

7. P-9 (Zhongchong 中冲)

- **Jing-Well punkt.**

- **Placering**
  I midten af spidsen af langfingeren.

- **Funktion**
  At åbne sanseorganåbninger, genoprette bevidstheden, fjerne hjerte ild.

- **Indikationer**
  Angina pectoris, hjertebanken, apopleksi, solstød, stivhed og hævelse af tungen, febersygdom.

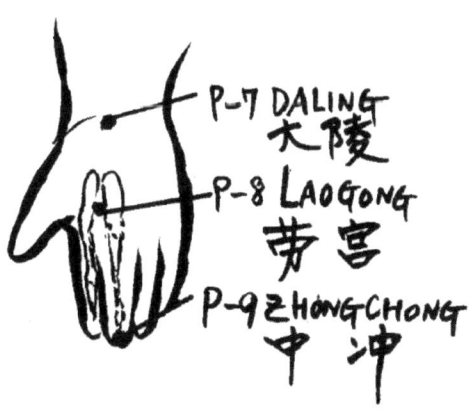

XI. Sanjiaomeridian i Hånd-Shaoyang
手少阳三焦经经穴

SJ-1 (Guanchong 关冲)

- **Jing-Well punkt**

- **Placering**
  På ringfingerens ulnar side, 0,1 cun ved siden af neglens hjørne.

- **Funktion**
  For at fjerne varme, behandle ydre syndrom, fjerne hjerte, forbedre hørelsen.

- **Indikationer**
  Apopleksi, hovedpine, tinnitus, døvhed, rødme i øjnene.

SJ-2 (Yemen 液门)

- **Placering**
  Når den knyttede hånd klemmes, ligger den nærheden mellem ringfingeren og lillefinger.

- **Funktion**
  At fjerne hjerte ild, forbedre hørelsen, regulere organfunktioner.

- **Indikationer**
  Hovedpine, rødme i øjnene, tinnitus, døvhed, ondt i halsen, følelsesløshed i fingrene.

SJ-3 (Zhongzhu 中诸)

- **Placering**
  På håndryggen mellem fjerde og femte metacarpale knogler, i fordybningen nær ved metacarpophalangeal led, 1 cun bagved ved SJ-2 (Yemen 液门).

- **Funktion**
  At fjerne ild, fjern stagnation i halsen, forbedre syn og hørelse.

- **Indikationer**
  Hovedpine, svimmelhed, tinnitus, døvhed rødme i øjnene, ondt i halsen, smerter i albue og arm, krampeløs smerte i fingrene.

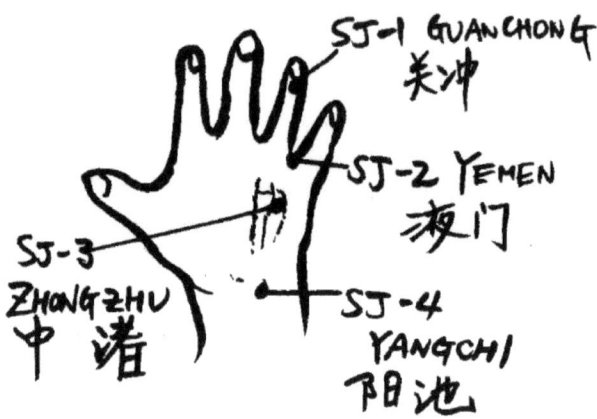

SJ-4 (Yangchi 阳池)

- **Yuan-Source punkt i Sanjiaomeridian.**

- **Placering**
  På håndleddets håndryg, i fordybningen mellem senerne i extensor digitorum communis og extensor digiti minimi.

- **Funktion**
  At fjerne stagnation i halsen, forbedre hørelsen, regulere organfunktioner

- **Indikationer**

Tinnitus, døvhed, ondt i halsen, smerter i armen og håndled, slaphed og Bi-syndrom i de øvre lemmer, diabetes.

SJ-5 (Waiguan 外关)

- **Luo-forbindelsespunkt i Sanjiaomeridian.**

- **Placering**
  På håndryggen af underarmen, på linjen, der forbinder SJ-4 (Yangchi 阳池) og olecranon, 2 cun proximalt til håndrygsfolden på håndleddet, mellem radius og ulna.

- **Funktion**
  At behandle ydre syndrom, fjerne ild, forbedre hørelse og syn.

- **Indikationer**
  Døvhed, tinnitus, migræne, smerter i kinden, hovedpine, febersygdom, motorisk svækkelse i albue og arm.

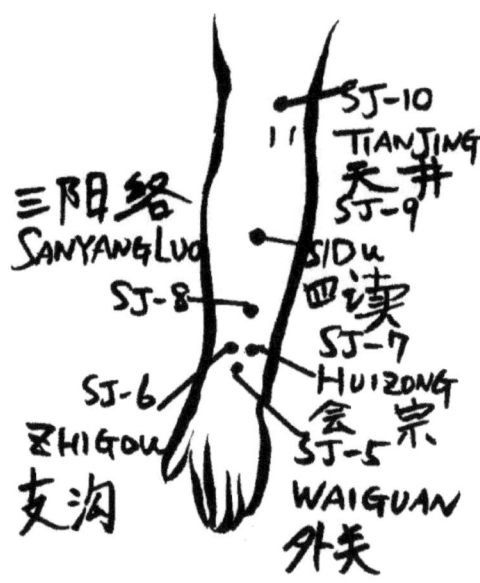

SJ-6 (Zhigou 支沟)

- **Placering**
  På håndryggen af underarmen, på linjen, der forbinder SJ-4 (Yangchi 阳池) og olecranon, 3 cun proximalt til håndrygsfolden på håndleddet, mellem radius og ulna.

- **Funktion**

At fjerne ild, forbedre hørelsen, undertrykke uønsket stigning af Qi, fugte tarmene.

- **Indikationer**
Tinnitus, døvhed, smerter i skulder og ryg, pludseligt tab af stemme, smerter i den hypokondriale region, forstoppelse, opkastning.

SJ-7 (Huizong 会宗)

- **Xi-Cleft punkt i Sanjiaomeridian.**

- **Placering**
På håndryggen af underarmen, på samme niveau med SJ-6 (Zhigou 支沟), på den radiale kant af ulna.

- **Funktion**
At forbedre hørelsen, kontrollere kramper.

- **Indikationer**
Smerter i øret, døvhed, smerter i overbenene.

SJ-8 (Sanyangluo 三阳络)

- **Placering**
  På håndryggen af underarmen, 4 cun over den tværgående fold, mellem ulna og radius.

- **Funktion**
  At forbedre hørelsen, fjerne stagnation i halsen.

- **Indikationer**
  Døvhed, pludseligt tab af stemme, smerter i overbenene.

SJ-9 (Sidu 四渎)

- **Placering**
  På håndryggen af underarmen, 7 cun proximalt til SJ-4 (Yangchi 阳池), i fordybningen mellem radius og ulna.

- **Funktion**
  At forbedre hørelsen, fjerne stagnation i halsen.

- **Indikationer**

Døvhed, pludseligt tab af stemme, smerter i overbenene.

SJ-10 (Tianjing 天井)

- **He-Sea punkt i Sanjiaomeridian.**

- **Placering**
  Med albuen bøjet, i fordybningen 1 cun proximalt til spidsen af olecranon.

- **Funktion**
  At forbedre hørelsen, berolig sindet, justere Qi, løse slim.

- **Indikationer**
  Migræne, smerter i skulder og arm, epilepsi, hypokondriak smerte.

VII. Placering af de ekstraordinære punkter 常用经外奇穴定位

1. EX-UE1 (Zhoujian 肘尖

- **Placering**
  På bageste side af albuen, ved spidsen af ulnar olecranon, når albuen er bøjet.

- **Funktion**
  At fjerne slim og hævelse.

- **Indikationer**
  Scrofula

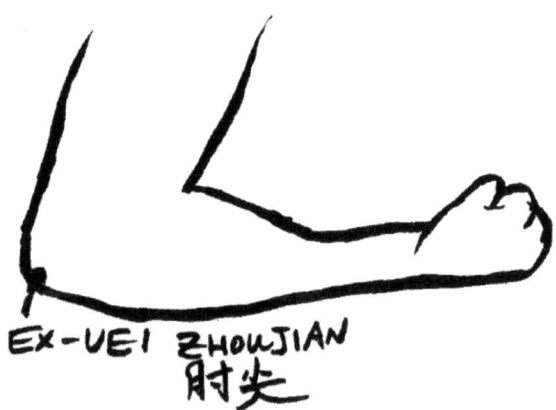

EX-UE1 ZHOUJIAN
肘尖

2. EX-UE2 (Erbai 二白)

- **Placering**
  På håndflade siden af underarmen, et par punkter, 4 cun over den tværgående fold på håndleddet, på begge sider af senen til m. flexor carpi radialis, to punkter på hånden.

- **Funktion**
  At erstatte prolaps af rektum, behandle hæmorider.

- **Indikationer**
  Hæmorroider, prolaps af endetarmen.

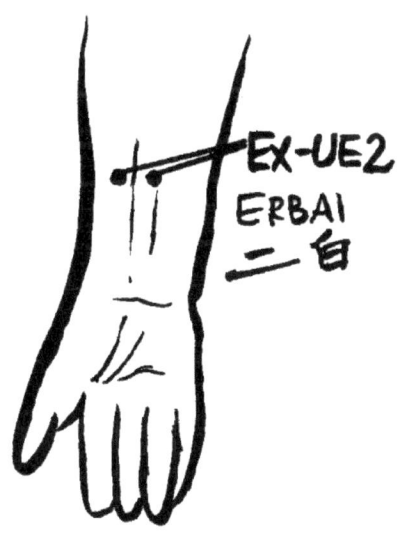

3. EX-UE4 (Zhongkui 中魁)

- **Placering**
  På håndryg siden af langfingeren, i midten af det proximale interphalangeal led.

- **Funktion**
  For at undertrykke uønsket stigning af Qi, regulere maven.

- **Indikationer**
  Kvalme, hikke, opkastning.

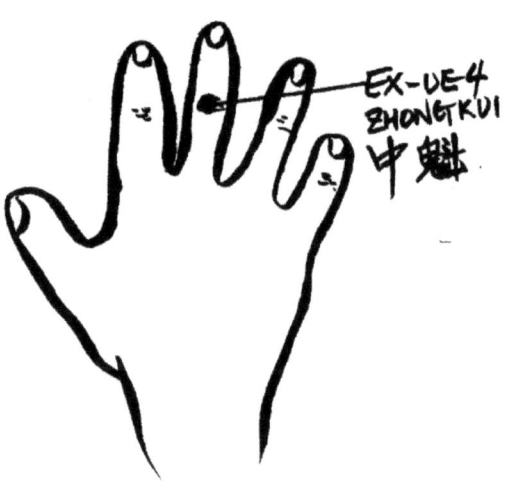

4. EX-UE5 (Dagukong 大骨空)

- **Placering**
  På håndryg siden af tommelfingeren, i midten af det interphalangeal led.

- **Indikationer**
  Smerter i tommelfingeren, krampe, følelsesløshed i lillefingeren.

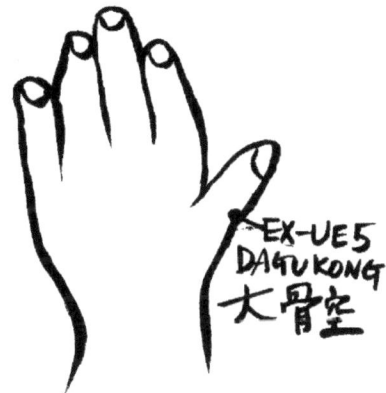

5. EX-UE6 (Xiaogukong 小骨空)

- **Placering**
  På håndryg siden af lillefingeren, midten af det proximale interphalangeal led.

- **Indikationer**
  Smerter i lillefingeren, krampe, følelsesløshed i lillefingeren.

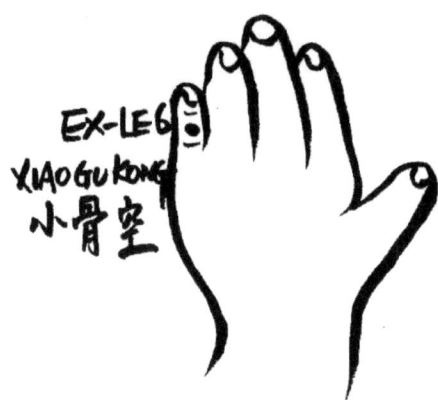

6. EX-UE9 (Baxie 八邪)

- **Placering**
  Når hånden er knytter, er punkterne placeret i enderne af den lodrette hudfoldning af vævene mellem hver to fingre.

- **Funktion**
  At fjerne ild, reducer hævelsen.

- **Indikationer**
  Krampe, følelsesløshed i fingrene, hævelse og smerter i håndryggen i hånden.

7.EX-UE10 (Sifeng 四缝)

- **Placering**
  På håndflade siden af hånden, i midtpunktet for den tværgående fold af det proximal interphalangeal led af pege, midt, ring og lille finger.

- **Funktion**
  At styrke milten, behandle stagnation af mad.

- **Indikationer**
  Kighoste, fordøjelsesbesvær hos børn.

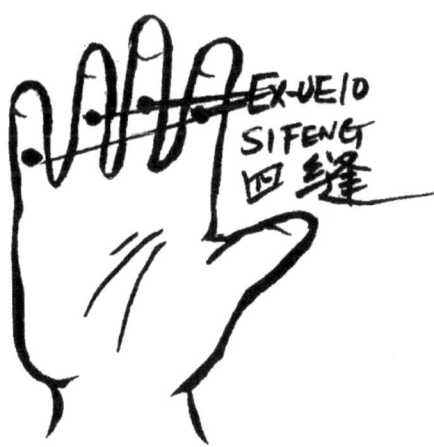

8. EX-UE11 (Shixuan 十宣)

- **Placering**
  På spidserne af de ti fingre, 0,1 cun distalt til neglene.

- **Funktion**
  At åbne sanseorganåbninger, genoprette bevidstheden, fjerne ild, kontrollere kramper.

- **Indikationer**
  Følelsesløshed i fingerspidserne, apopleksi, høj feber, koma, tonsillitis, epilepsi.

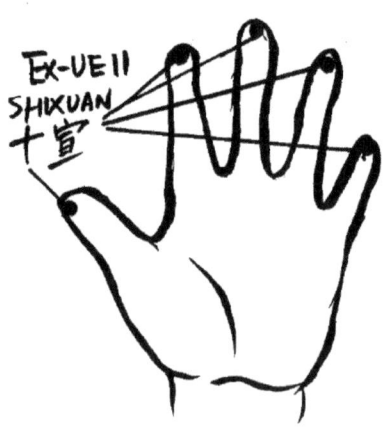

Kapitel 2. Håndterapimetoder

I. Håndterapi Massage

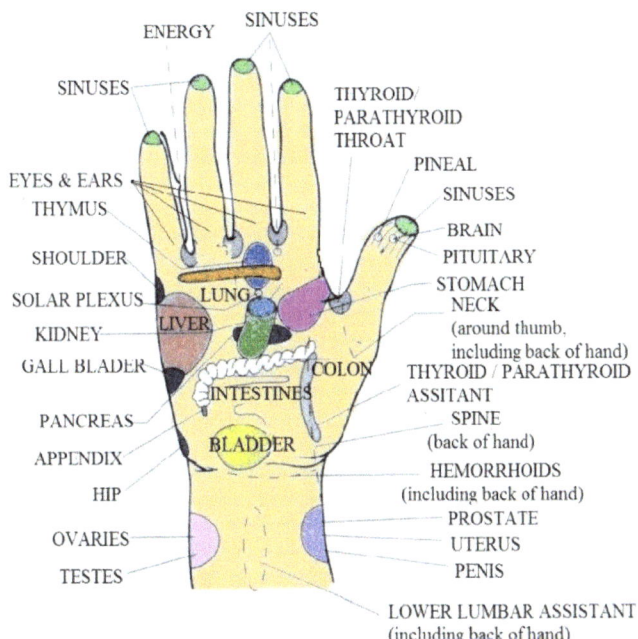

Akupressurpunkter på håndfladen

I håndterapimassage påføres stimulering med hånden til de almindelige og ekstra akupunkter, reflekterende punkter og reflekterende områder tæt knyttet til forskellige indre organer og væv i kroppen. Massagens grundlæggende manøvrer omfatter metoderne presning, fingerpresning, æltning, skub, klemning, vridning, rotation, træk, gnidning og slibning.

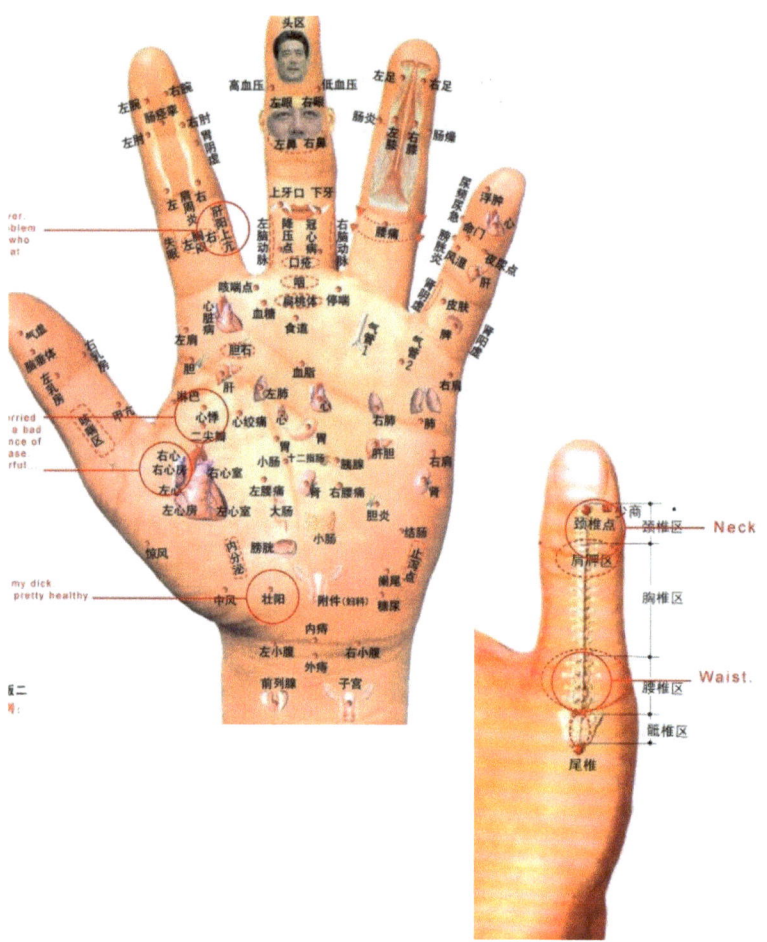

II. Håndterapi Akupunktur

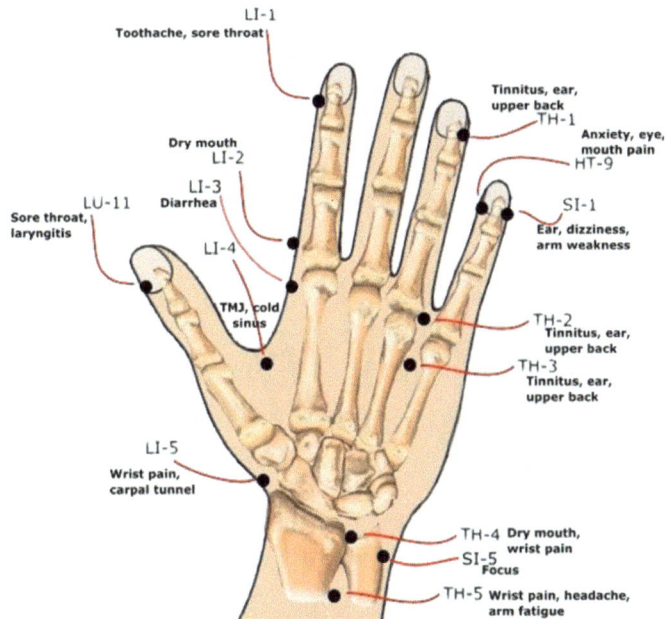

Akupunktur til håndterapi omfatter akupunktur på almindelige og ekstra punkter af hånden, akupunktur på reflekterende punkter på hånden og området og akupunktur på særlige akupunkter ved siden af den anden mellemhånds knogle.

1. Akupunktur på reflekterende punkter

Dette er en form for håndterapi til forebyggelse og behandling af forskellige sygdomme. Hænderne er tæt beslægtet med Zangfu-organer og meridianer.

(1) Reflekspunkter til akupunktur

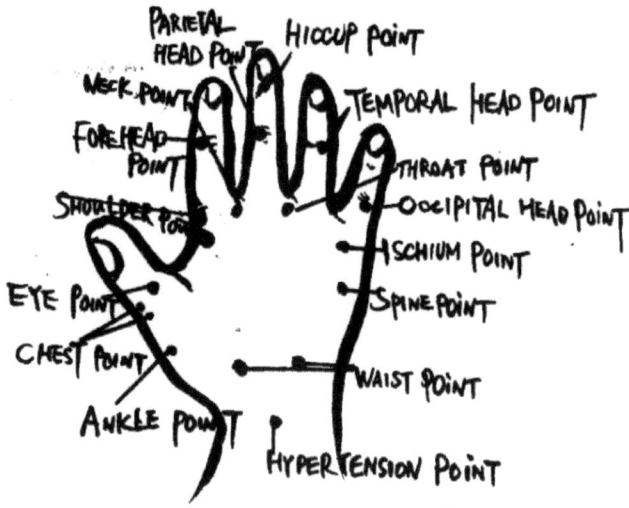

Refleks-punkter på håndryggen

1) Talje punkt
- Beliggenhed
  Fem cm distalt til håndrygs fold af håndleddet, på den radiale side af senen af den anden digitale ekstensormuskel og på den ulnare

side af senen af den fjerde digitale ekstensormuskel.

- Indikationer
Muskelsmerter i lænden.

2) Hypertensionspunkt
- Beliggenhed
Ved midtpunktet af rygfolden af håndleddet.

- Indikationer
For at reducere blodtrykket.

3) Rygsøjlespids
- Beliggenhed
På ulnarsiden af lillefingerens metacarpophalangeale led og på håndens dorsopalmargrænse.

- Indikationer
Lumbago, muskelforstuvning af taljen og tinnitus.

4) Ischium punkt
- Beliggenhed

Mellem det fjerde og femte metacarpophalangeale led og nær det tidligere led.

- Indikationer
Neuralgi, iskias og hofteledssmerter.

5) Strubepunkt

- Beliggenhed
Mellem tredje og fjerde metacarpophalangeale led og nær det tidligere led.

- Indikationer
Ondt i halsen, tandpine og trigeminusneuralgi.

6) Halspunkt

- Beliggenhed
Mellem det andet og tredje metacarpophalangeale led og nær det tidligere led.

- Indikationer
Stiv nakke og smerter i nakke og bagsiden af nakke.

- Indikationer
Skuldersmerter.

7) Skulderpunkt

- Beliggenhed
  På den radiale side af det andet metacarpophalangeale led og på håndens dorsopalmar grænse.

- Indikationer
  Skuldersmerter.

8) Øjepunkt

- Beliggenhed
  På ulnarsiden af det interphalangeale tommelfingerled og på håndens dorsopalmargrænse.

- Indikationer
  Øjensygdomme.

9) Pandepunkt

- Beliggenhed
  På den radiale side af det proksimale interphalangeale led af pegefingeren og på håndens dorsopalmargrænse.

- Indikationer
  Frontal hovedpine, sygdomme i mave og tarm samt smerter i knæ og ankelled.

10) Parietal hovedpunkt

- Beliggenhed
  På den radiale side af det proksimale interphalangeale led af langfingeren og på håndens dorsopalmar grænse.

- Indikationer
  Parietal hovedpine.

11) Temporalt hovedpunkt

- Beliggenhed
  På den ulnare side af det proksimale interphalangeale led af ringfingeren og på den dorsopalmare grænse af hånden.

- Indikationer
  Migræne og bryst- og flankesmerter forårsaget af sygdomme i leveren og galdeblæren.

12) Occipital hovedpunkt

- Beliggenhed
  På ulnarsiden af lillefingerens proksimale interphalangeale led og på håndens dorsopalmargrænse.

- Indikationer

Occipital hovedpine og tonsillitis.

13) Hikkepunkt

- Beliggenhed
Ved midtpunktet af dorsal fold af distal interphalangeal f langfinger.

- Indikationer
Hikke.

14) Hælspids

- Beliggenhed
Ved midtpunktet af en forbindelseslinje mellem mave- og tarmpunkt og P-7 (Daling 大陵) punkt.

- Indikationer
Hælsmerter.

(2) Reflekterende punkt på håndfladen

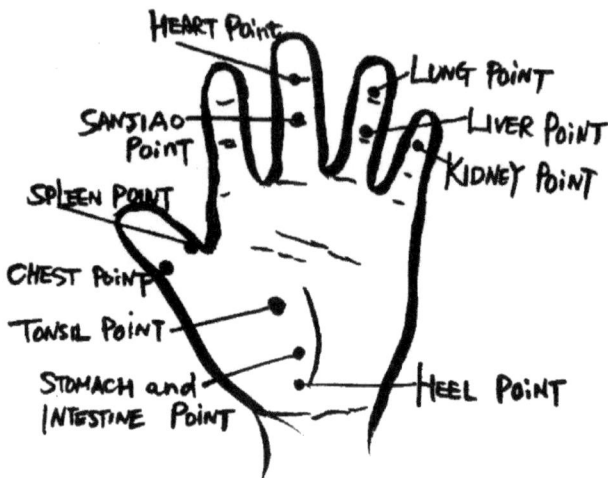

Refleks-punkter på håndfladen

1) Tonsilpunkt

- Beliggenhed
  På håndfladen og ved midtpunktet af den
  ulnare kant af den første metacarpale knogle.

- Indikationer
  Tonsillitis og laryngitis.

2) Mave- og tarmpunkt

- Beliggenhed
  Ved midtpunktet af en forbindelseslinje
  mellem P-8 (Laogong 劳宫) og P-7 (Daling 大陵)
  punkter.

- Indikationer
  Forskellige sygdomme i mave og tarm.

3) Ankelpunkt
- Beliggenhed
  På den radiale side af metacarpophalangeal tommelfingerled og på håndens dorsopalmar grænse.

- Indikationer
  Ankelledssmerter.

4) Nyre (sengevædningspunkt)
- Beliggenhed
  På håndfladen og midtpunktet af den distale interphalangeale fold på lillefingeren.

- Indikationer
  Sengevædning om natten og hyppig vandladning.

5) Miltpunkt
- Beliggenhed
  På palmaroverfladen og ved midtpunktet af den interphalangeale tommelfingerfold.
- Indikationer
  Sygdomme i fordøjelsessystemet.

6) Sanjiao punkt

- Beliggenhed
  På den palmare overflade og ved midtpunktet af den proksimale interphalangeale fold på langfingeren.

- Indikationer
  Bryst- og mavesygdomme.

7) Hjertepunkt

- Beliggenhed
  På håndfladen og ved midtpunktet af den distale interphalangeale fold på langfingeren.

- Indikationer
  Hjerte-kar-sygdomme.

8) Leverpunkt

- Beliggenhed
  På den palmare overflade og ved midtpunktet af den proksimale interphalangeale fold på ringfingeren.

- Indikationer
  Lever- og galdeblæresygdomme.

9) Lungepunkt

- Beliggenhed
  På den palmare overflade og ved midtpunktet af den distale interphalangeale fold på ringfingeren.

- Indikationer
  Sygdomme i luftvejene.

10) Brystpunkt

- Beliggenhed
  På den radiale side af tommelfingerens interphalangeale led og på dorsopalmargrænsen.

- Indikationer
  Brystsmerter, opkastning og diarré.

11) Hoste og astmapunkt

- Beliggenhed
  På håndfladen og på ulnarsiden af det proksimale interphalangeale led af pegefingeren.

- Indikationer
  Bronkitis og bronkial astma.

Kapitel 3. Behandling af almindelige sygdomme

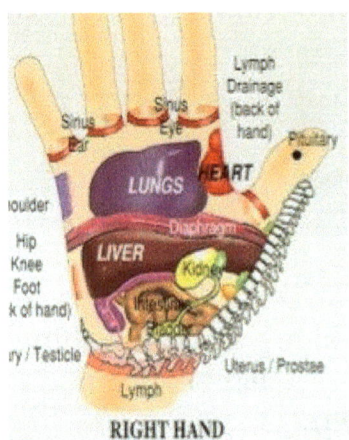

Massagezone: Højre og venstre håndflade

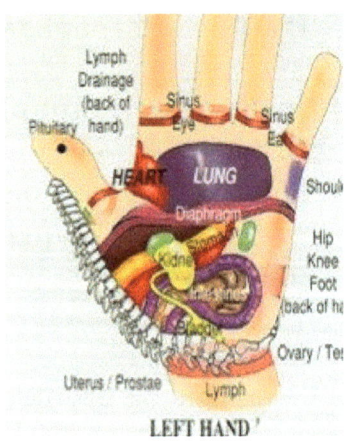

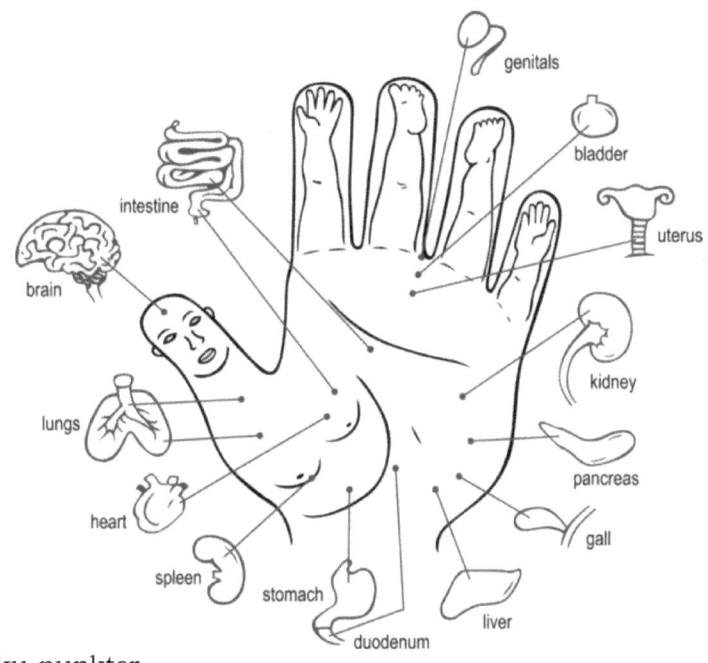

Aku-punkter

I. Intern medicin

1-1 Mavesmerter 腹痛 Futong

Det er et almindeligt symptom med smerter i maven under den epigastriske region og over skambensymfysen. Akutte smerter ved pancreatitis, mave-, tarmkolik, kvalt brok, mave-, tarmneurose og fordøjelsesbesvær.

- **Behandling**
Akupunkturpunkt:
LI-11 (Quchi 曲池), LI-4 (Hegu 合谷), P-6
(Neiguan 内关)

Reflekterende punkt:
Mave og tarm.

Reflekterende område:
Mave område i tilsvarende smertefuldt område
af palmar reflekterende områder.

1-2 Mave masse 腹部肿块 Fubuzhongkuai

Mave masse, smerter, udspilning, mave
tumorer, mave dysfunktion, tarm obstruktion,
forstørrelse af lever og milt.

- **Behandling**
Akupunkturpunkt:
LI-11 (Quchi 曲池), LI-10 (Shousanli 手三里),
LI-4 (Hegu 合谷)

Reflekterende punkt
Mave og tarm, Sanjiao

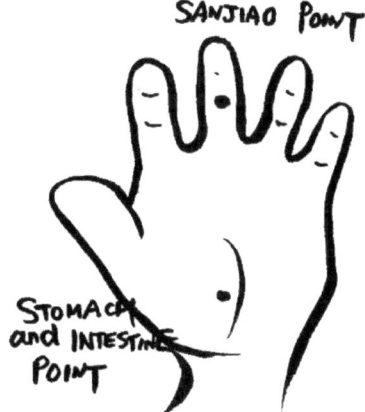

Mave, Tarm, Sanjiao refleks-punkter

1-3 Astma 哮喘 Xiaochuan

Det er karakteriseret ved paroksysmale anfald af gisp, vejrtrækningsbesvær og en fløjtende lyd i halsen. Dette er forårsaget af en ophobning af slim, sammensnøring af luftvejene og interferens med lungeventilation, der producerer gisp og en fløjtende lyd.

- **Behandling**
  Akupunkturpunkt:

P-6 (Neiguan 内关), LU-5 (Chize 尺泽), LU-9 (Taiyuan 太渊)

Reflekterende punkter
Hoste og astma, og lunger.

Reflekterende område
Lungeområde med palmarreflekterende og radiale omvendte palmarreflekterende områder.

1-4 Bi-syndrom i brystet 胸痹 Xiongbizheng

Dette er karakteriseret ved udspilning og smerter i brystet udstrålet til ryggen og åndenød. Milde tilfælde føles kun fylde i brystet, mens svære tilfælde kan lide af hjertesmerter udstrålet til ryggen og rygsmerter udstrålet til hjertet.

- **Behandling**
  Akupunkturpunkt:
  P-6 (Neiguan 内关), P-5 (Jianshi 间使)
  Reflekterende punkter:

Hjertepunkt og brystpunkt.

Massage:
Hjerte reflekterende punkt.
Hjerteområde (tommel- og langfinger):
Håndfladesiden af hånden.
HT-7 (Shenmen 神门), LU-11 (Shaoshang 少商),
HT-9 (Shaochong 少冲)

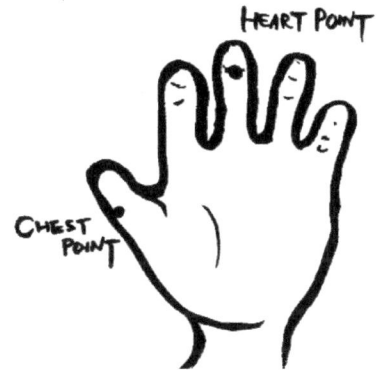

Hjerte og bryst refleks-punkter

1-5 Bi-syndrom 痹症 Bizheng

Dette er karakteriseret ved følelsesløshed, tyngde,
begrænset bevægelse, hævede led.

- **Behandling**
  Massage:
  Pande reflekterende punkt.

Led i finger, håndled, palmar og dorsale interosseøse rum. (mellemrum mellem knogler på håndflade of håndryg).
LI-4 (Hegu 合谷), LI-5 (Yangxi 阳溪), SJ-4 (Yangchi 阳池)

Reflekterende punkt:
Talje- og ben punkt, EX-UE8 (Wailaogong 外劳宫), pande punkt.

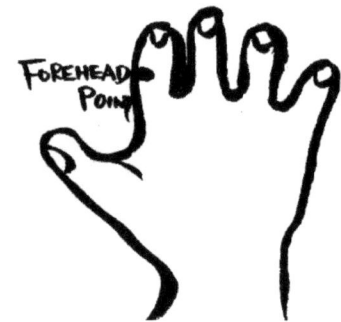

Pande refleks-punkter

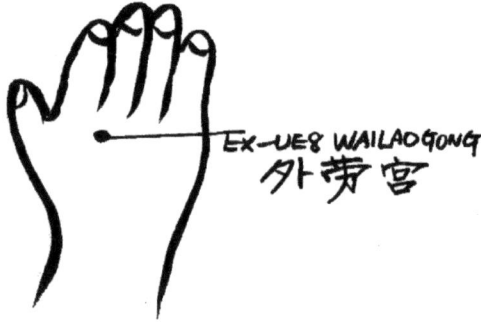

1-6 Almindelig forkølelse 普通感 Putongganmao

Det er forårsaget af et angreb af eksterne patogener. De kliniske symptomer omfatter nasal obstruktion, løbende næse, nysen, hoste, hovedpine, kulderystelser, feber.

- **Behandling**
  Akupunkturpunkt:
  LI-11 (Quchi 曲池), SJ-5 (Waiguan 外关), LI-4 (Hegu 合谷)

  Massage:
  Hovedets reflekterende punkt.
  Lungeområdet, næse- og halsområdet, brystområdet.
  LI-4 (Hegu 合谷), LU-9 (Taiyuan 太渊)
  Reflekterende punkt:
  Lungepunkt

1-7 Hoste 咳嗽 Kesou

Hoste er et symptom på sygdomme i luftvejene. Hoste og opspyt er normalt til stede på samme tid.

- **Behandling**
  Akupunkturpunkt:
  LU-7 (Lieque 列缺), LU-5 (Chize 尺泽)
  Massage:
  Lungereflekterende punkt.
  Hostekontrollerende punkt.
  Næse- og halsområde, lungeområde og
  derefter prominens.
  LU-9 (Taiyuan 太渊), LU-10 (Yuji 鱼际), HT-8
  (Shaofu 少府)), LU-11 (Shaoshang 少商), LI-4
  (Hegu 合谷), EX-UE10 (Sifeng 四缝)
  Reflekterende punkt:
  Lungepunkt

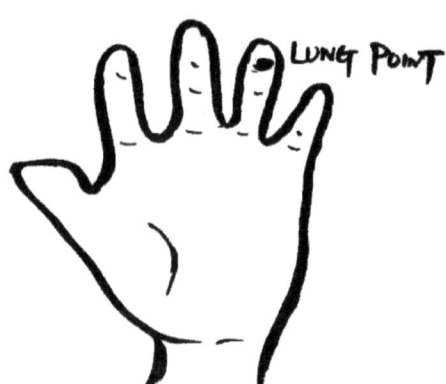

Lunge refleks- punkt

1-8 Forstoppelse 便秘 Bianmi

Dette er karakteriseret ved hård afføring, der er svær at passere, og længere intervaller mellem afføring.

- **Behandling**
  Akupunkturpunkt:
  SJ-6 (Zhigou 支沟), LI-4 (Hegu 合谷)

  Massage:
  På siden af håndfladen, proksimale ender af fingeren og hud mellem fingrene.
  Tarmområdet, anusområdet og fordøjelseskanalen.
  LI-2 (Erjian 二间), LI-3 (Sanjian 三间), LI-4 (Hegu 合谷), den centrale del af håndfladen, proksimale ender af fingeren og hud mellem fingrene.

1-9 Diarré 泄泻 Xiexie

Løs eller vandig afføring kan ofte passere på grund af sygdomme i milten, maven, tyktarmen, tyndtarmen.

- **Behandling**
  Akupunkturpunkt:
  LI-11 (Quchi 曲池), LI-4 (Hegu 合谷), LI-10 (Shousanli 手三里)

Massage:

Bryst, mave og tarm reflekterende punkt.

Bryst og mave område.

LI-3 (Sanjian 三间), EX-UE-5 (Dagukong 大骨空) *) * Diarrépunkt

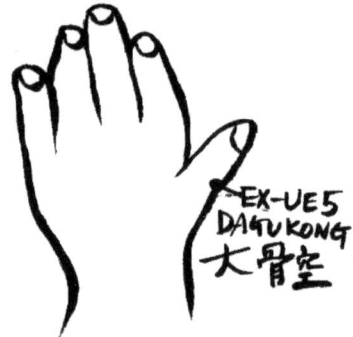

På den dorsale side af tommelfingeren, i midten af det interfalangeale led.

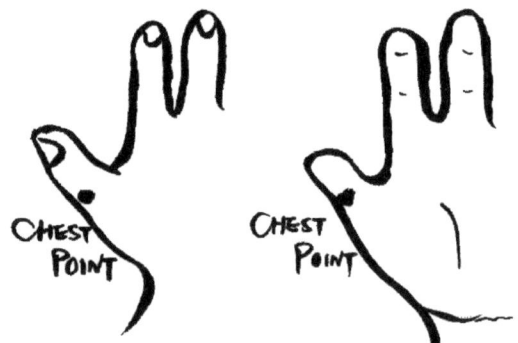

Bryst refleks-punkt i håndflade og håndryg

1-10 Dysenteri 痢疾 Liji

Det er med symptomer på mavesmerter, tenesmus og diarré med blod og pus i afføringen.

- **Behandling**
  Akupunkturpunkt:
  LI-11 (Quchi 曲池), LI-4 (Hegu 合谷)

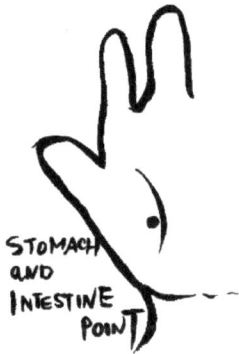

Mave og tarm refleks-punkt

Massage:
Maveområde, tarmområde, urinblæreområde, nyreområde, dorsale interosseøse rum. (rum mellem knogler i ryggen)
LI-3 (Sanjian 三间), EX-UE5 (Dagkong 大骨空*)
* Diarrépunkt

1-11 Diabetes mellitus 糖尿病 Tangniaobing

Symptomerne er overdreven tørst, overspisning, polyuri, sød, grumset urin.

- **Behandling**
  Akupunkturpunkt:
  SJ-4 (Yangchi 阳池), SI-7 (Zhizheng 支正), LU-10 (Yuji 鱼际)

  Massage:
  Hals, mund, spiserør, mave og nyre.
  LU-9 (Taiyuan 太渊), P-7 (Daling 大陵), SJ-4 (Yangchi 阳池)

1-12 Mavepine 腹痛 Futong

Dette er med smerter i det epigastriske område.

- **Behandling**
  Akupunkturpunkt:
  P-6 (Neiguan 内关), LI-4 (Hegu 合谷)

  Massage:
  Mave og tarm reflekterende punkt.
  Håndfladens midtlinje, tarmområdet, maveområdet, miltområdet.
  P-7 (Daling 大陵)

Gnidningsmanøvre påført i den centrale del af håndfladen, skubbe- og pressemanøvrer langs håndfladens midtlinje.

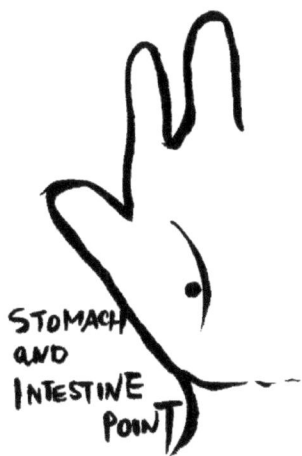

Mave og tarm refleks-punkt

1-13 Epilepsi 癫痫 Dianxian

Dette er et proksimalt anfald af mental forvirring, pludseligt sammenbrud, tab af bevidsthed, fråde ved munden, stirren med øjne opad og kramper i lemmer med skrig fra munden.

- **Behandling**
  Akupunkturpunkt:

P-6 (Neiguan 内关), LI-4 (Hegu 合谷), P-8 (Laogong 劳宫)

Massage:
Brystreflekterende punkt af håndflade og ryghånd.HT-7 (Shenmen 神门), P-8 (Laogong 劳宫), LI-4 (Hegu 合谷), SI-3 (Houxi 后溪), SI-5 (Yanggu 阳谷), EX-UE11 (Shixuan 十宣) Brystreflekterende punkt på håndfladen og ryghånden.

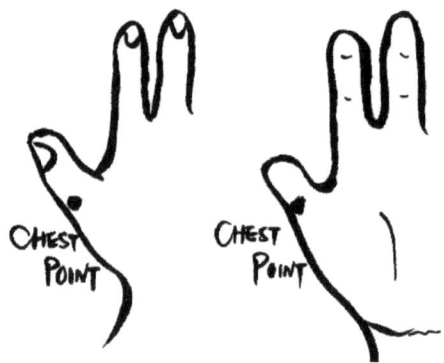

Bryst refleks-punkt i håndflade og håndryg

1-14 Hovedpine 头痛 Toutong

Dette er et almindeligt symptom, der kan forekomme alene eller i forbindelse med mange akutte og kroniske sygdomme.

- **Behandling**
  Akupunkturpunkt:
  Frontal hovedpine: LI-4 (Hegu 合谷)
  Occipital hovedpine: SI-3 (Houxi 后溪)
  Temporal hovedpine: SJ-3 (Zhongzhu 中诸)

  Massage:
  Hovedets reflekterende punkt. (pande, parietal
  hoved, temporalt hoved og occipital hoved).
  Hjerneområde, nyreområde.
  LU-10 (Yuji 鱼际), LI-4 (Hegu 合谷), LI-5 (Yangxi
  阳溪), SI-2 (Qiangu 前谷), SI-3 (Houxi 后溪), SJ-
  1 (Guanchong 关 冲)

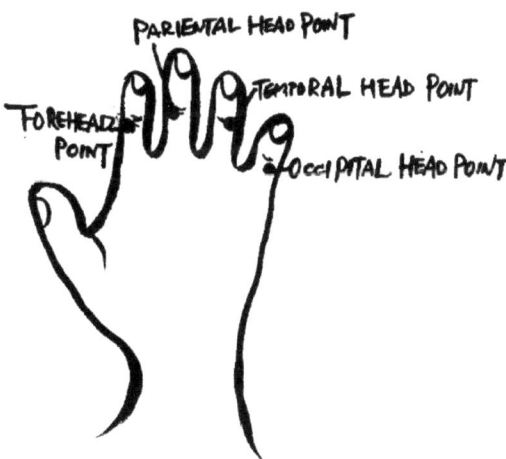

Hovedets refleks-punkter

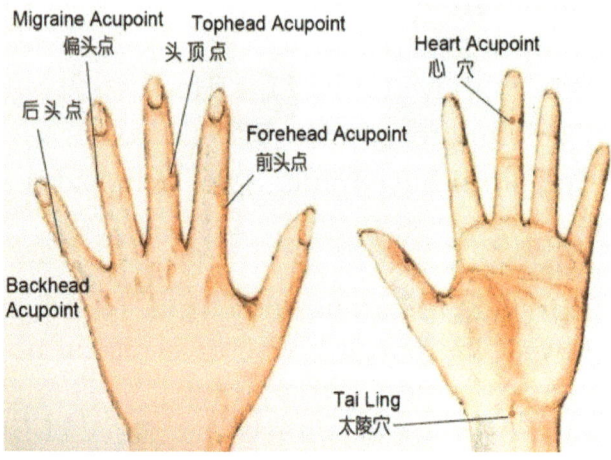

1-15 Søvnløshed 不寐 Bumei

Ved mild søvnløshed kan patienten have svært ved at falde i søvn og have svært ved at falde i søvn igen. Ved svær søvnløshed kan patienten ikke falde i søvn hele natten.

- **Behandling**
  Akupunkturpunkt:
  P-6 (Neiguan 内关), HT-7 (Shenmen 神门)

  Massage:
  HT-7 (Shenmen 神门), P-9 (Zhongchong 中冲)
  Reflekterende punkt:
  Hjertepunkt

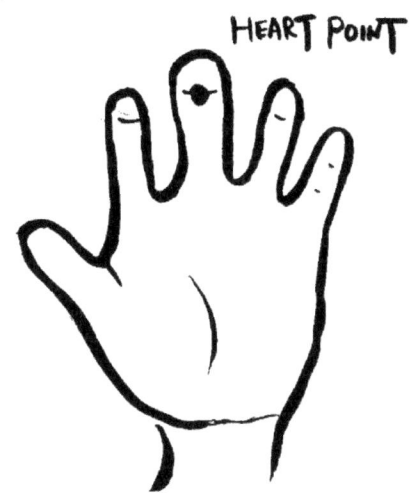

Hjerte refleks-punkt

1-16 Lumbago 腰痛 Yaotong

Symptomerne er smerter i taljeområdet. Dette er sygdomme i rygsøjlen, skade af blødt væv ved siden af rygsøjlen, kompression af rygsøjlens nerverødder eller gynækologiske sygdomme.

- **Behandling**
  Akupunkturpunkt:
  SI-6 (Yanglao 养老), SI-3 (Houxi 后溪)

  Massage:

Den stærke stimulering udføres med Lokal massage
Reflekterende punkt:
Taljepunkt

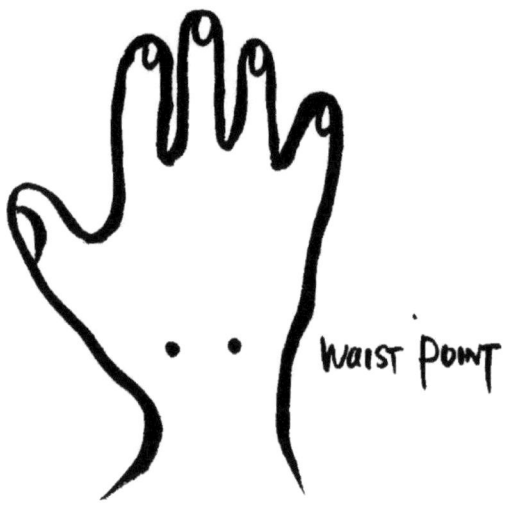

Talje refleks-punkt

1-17 Retention af urin 癃闭 Longbi

Dette er med reduceret udløb eller fuldstændig ophør af vandladning.

- **Behandling**
  Akupunkturpunkt:

LU-11 (Shaoshang 少商), LI-4 (Hegu 合谷)

1-18 Stiv nakke 落枕 Laozhen

Det er forårsaget af en stigning i lokal muskelspænding eller statisk skade på lokalt væv efter at have sovet i en forkert kropsholdning.

- **Behandling**
  Akupunkturpunkt:
  SJ-5 (Waiguan 外关), SI-3 (Houxi 后溪), SJ-3 (Zhongdu 中诸)

  Reflekterende punkt:
  Halspunkt

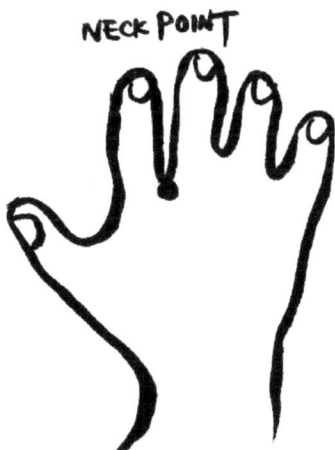

Hals refleks-punkt

1-19 Psykose 精神病 Jingshenbing

Der er opdelt i to typer.
1) Det er kendetegnet ved et apatisk udtryk, stilhed, mental sløvhed, at tale nonsens og nedsat bevægelse.

2) Det er kendetegnet ved mental spænding, hyper-irritabilitet, rastløshed, støjende adfærd, tæsk og skældud på andre, ødelæggelse og ekstremt raseri.

- **Behandling**
  Akupunkturpunkt:
  LU-11 (Shaoshang 少商), HT-9 (Shaochong 少冲), P-9 (Zhongchong 中冲), SJ-1 (Guanchong 关冲)

  Reflekterende punkt:
  Hjertepunkt, lungepunkt, miltpunkt og leverpunkt.

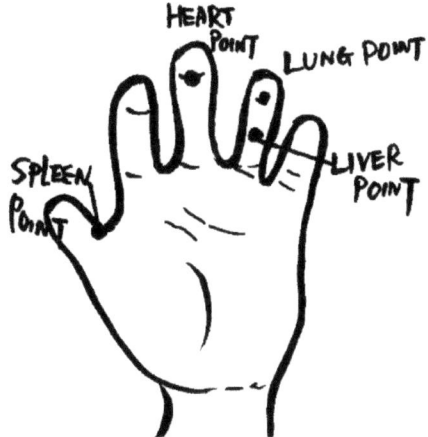

Hjerte, milt, lunge og lever refleks-punkter

1-20 Opkastning 呕吐 Outu

Dette skyldes den ugunstige stigning af mave Qi.

- **Behandling**
  Akupunkturpunkt:
  P-6 (Neiguan 内关), P-7 (Daling 大陵)

  Massage:
  P-8 (Laogong 劳宫), P-7 (Daling 大陵), EX-UE-4
  (Zongkui 中魁), EX-UE 5 (Dagukong 大骨空)

Reflekterende punkt:
Brystpunkt

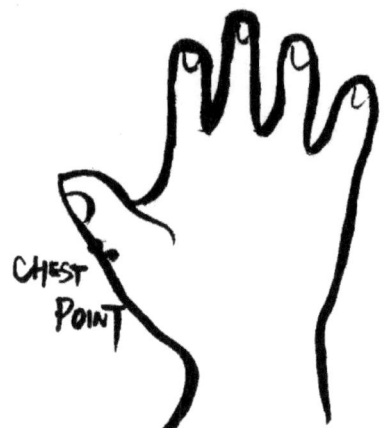

Bryst refleks-punkt på håndflade og håndryg

1-21 Åndenød 呼吸急促 **Huxijicu**

Dette er med gentagne løften af skuldre og udspilede næsebor.

- **Behandling**
  Akupunkturpunkt:
  LU-10 (Yuji 鱼际), LU-9 (Taiyuan 太渊)

  Massage: LU-11 (Shaoshang 少商), LU-9 (Taiyuan 太渊)
  Reflekterende punkt:

Lungepunkt.

1-22 Hjertebanken 心悸 **Xinji**

Dette er med hurtige hjerteslag og nogle gange tab af selvkontrol og ofte ledsaget af søvnløshed, dårlig hukommelse og svimmelhed.

- **Behandling**
  Akupunkturpunkt:
  P-6 (Neiguan 内关), HT-7 (Shenmen 神门)

  Massage:
  HT-7 (Shenmen 神门), HT-8 (Shaofu 少府)), P-7 (Daling 大陵), HT-9 (Shaochong 少冲)

  Reflekterende punkt:
  Hjertepunkt

1-23 Hikke 呃逆 **Eni**

Dette skyldes den ugunstige stigning af Qi nedefra. Hikke forekommer hos patienter med neuroser i mave og tarm, gastritis, gastrisk dilatation, levercirrhose på det sene stadie, cerebrovaskulær sygdom og uræmi.

- **Behandling**

Akupunkturpunkt:
P-6 (Neiguan 内关), EX-UE4 (Zhongkui 中魁),
LI-4 (Hegu 合谷)

Massage:
P-8 (Laogong 劳宫), SI-2 (Qiangu 前谷), EX-UE4
(Zhongkui 中魁)

Reflekterende punkt:
Hikkepunkt

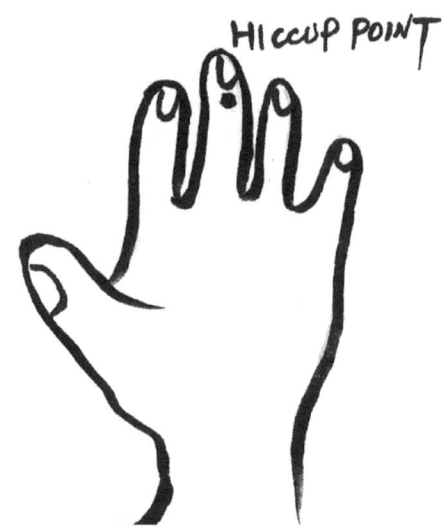

Hikke refleks-punkt

1-24 Cerebral apopleksi slagtilfælde 脑卒中 Naocuzhong

Det kaldes også slagtilfælde med symptomer på kollaps, bevidstløshed, afvigelse af mund og øje, hemiplegi og afasi.

- **Behandling**
  Akupunkturpunkt:
  (1) Indre organer: 12 Jing-point, EX-UE11 (Shixuan 十宣)

  (2) Taleforstyrrelser: HT 5 (Tongli 通里), P-6 (Neiguan 内关), LI-4 (Hegu 合谷)
  (3) Følelsesløshed og lammelse af øvre lemmer: LI-11 (Quchi 曲池), SJ-5 (Waiguan 外关), LI-4 (Hegu 合谷)

  (4) Kontralateral side: SI-3 (Houxi 后溪)

  Massage:
  HT-7 (Shenmen 神门), LU-11 (Shaoshang 少商), LI-2 (Erjian 二间), LI-4 (Hegu 合谷), SI-1 (Shaoze 少泽), SI-2 (Qiangu 前谷)

1-25 Muskelatrofi Jirou weisuo

Dette er med slaphed og svaghed i musklerne og fuldstændig muskelatrofi.

- **Behandling**
  Akupunkturpunkt:
  LI-11 (Quchi 曲池), SJ-5 (Waiguan 外关), LI-10
  (Shousanli 手三里), LI-4 (Hegu 合谷)

1-26 Demens 痴呆 Chidai

Dette er en neurologisk sygdom med mental sløvhed, stilhed, ingen lyst til at tale og dårlig hukommelse. Hårdt medtagne patienter kan ikke tage sig af deres daglige behov og er i fare for at skade sig selv.

- **Behandling**
  Akupunkturpunkt:
  P-6 (Neiguan 内关), HT-7 (Shenmen 神门), LI-4
  (Hegu 合谷)

  Reflekterende punkt:
  Hjerte- og nyrepunkt.

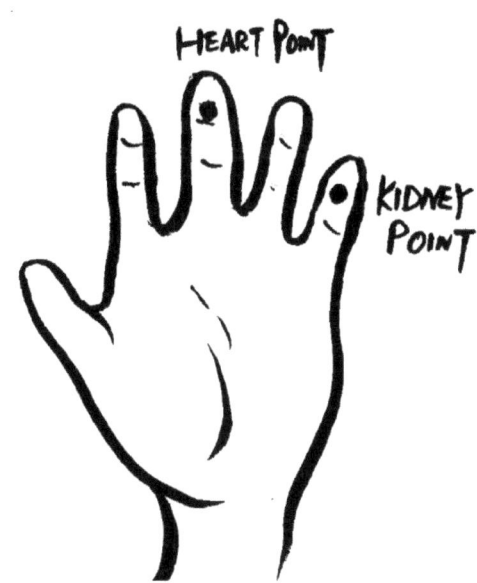

Hjerte og nyre refleks-punkter

1-27 Følelsesløshed 麻木 Mamu

Dette er tab af følelse i hud, muskler og lemmer. Dette forårsager, at hud og muskler er i diverse sygdomme i bindevæv, ernæringsmæssige, metaboliske og endokranielle sygdomme.

- **Behandling**
  Akupunkturpunkt:
  Øvre lemmer:

LI-11 (Quchi 曲池), LI-4 (Hegu 合谷), SJ-5 (Waiguan 外关)

Hænder:
EX-UE-9 (Baxie 八邪), SI-3 (Houxi 后溪), P-6 (Neiguan 内关), LI-4 (Hegu 合谷),

Fingre:
EX-UE-11 (Shixuan 十宣)

Reflekterende område:
Områder svarende til området for følelsesløshed i dorsale reflekterende områder og radiale eller ulnare omvendte dorsale reflekterende områder.

1-28 Febersygdomme 温病 Wenbing

Dette er en kronisk sygdom med feber forårsaget af dysfunktion af de indre organer og mangel på Qi, blod, Yin og Yang. Dette omfatter lav feber, tumorer, hæmatologiske sygdomme, tuberkulose, endokranielle sygdomme.

- **Behandling**
  Akupunkturpunkt:

LI-11 (Quchi 曲池), LI-4 (Hegu 合谷), P-8 (Laogong 劳宫), LU-10 (Yuji 鱼际)

1-29 Malaria 疟疾 Nûeji

Dette er med kuldegysninger, høj feber, hovedpine og voldsom svedtendens.

- **Behandling**
  Akupunkturpunkt:
  SI-3 (Houxi 后溪), P-5 (Jianshi 间使), LI-11 (Quchi 曲池)

1-30 Hedeslag 中暑 Zhongshu

Dette er en pludselig indtræden af høj feber, voldsom svedtendens, mental forvirring, søvnighed og nogle gange kramper på grund af angrebet af sommervarmepatogen.

- **Behandling**
  Akupunkturpunkt:

EX-UE11 (Shixuan 十宣), LI-11 (Quchi 曲池), LI-4 (Hegu 合谷)

1-31 Ribbenssmerte 肋骨痛 Leigutong

Ribbenssmerte er tæt knyttet til leveren og galdeblæren, som meridianer passerer gennem ribbensregionen. Leveren ligger i ribbensregionen med galdeblæren knyttet til leveren.

- **Behandling**
  Akupunkturpunkt:
  SJ-5 (Waiguan 外关), SJ-3 (Zhongdu 中诸), SJ-6 (Zhigou 支沟), SI-4 (Wangu 腕骨)

  Reflekterende punkt:
  Temporalt hovedpunkt.

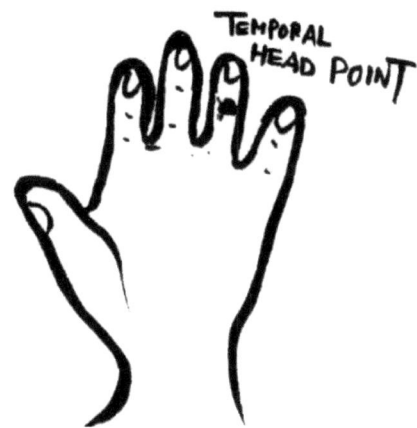

Temporalt hoved refleks-punkt

II. Gynækologi
2-1 Amenoré 闭经 Bijing

Dette er en tilstand, hvor menstruationen ikke er begyndt hos piger over 18 år, eller menstruationen er stoppet over tre måneder.

- **Behandling**
  Akupunkturpunkt:
  LI-4 (Hegu 合谷), SI-3 (Houxi 后溪)

Massage:
SI-3 (Houxi 后溪)

Reflekterende punkt:
Nyre, rygsøjle og lever punkt.

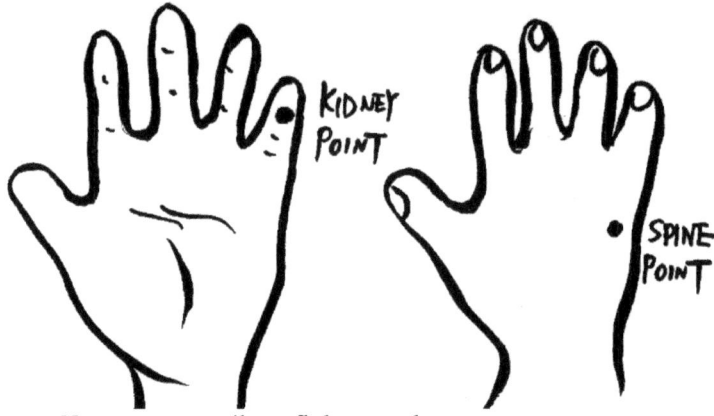

Nyre og rygsøjle refleks-punkter

2-2 Dysmenoré 痛经 Tongjing

Dette er karakteriseret ved smerter i nedre mave før, under eller efter menstruationen. Smerten kan udstråle til lænde- og sakrale områder, og stærke smerter kan forårsage besvimelse.

- **Behandling**
  Akupunkturpunkt:

LI-4 (Hegu 合谷)

Reflekterende punkt:
Sanjiao og taljepunkt.

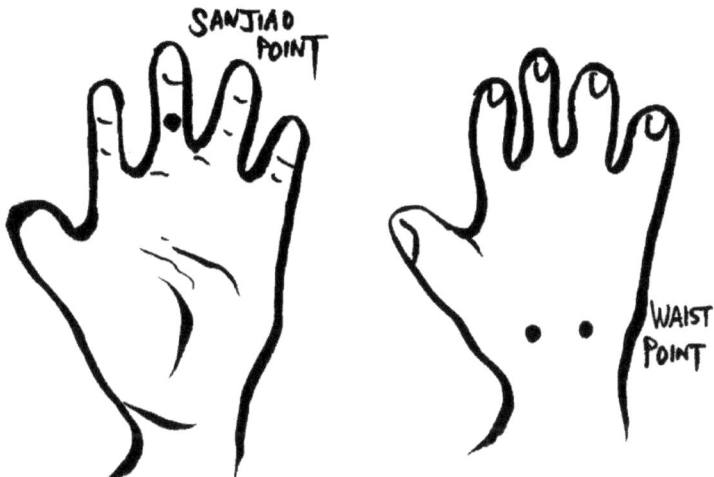

Sanjiao og talje refleks-punkter

2-3 Postpartum 产后 Chanhou

Efter fødslen kan moderen pludselig udvikle svimmelhed, sløret syn, brystbesvær, kvalme, opkastning, åndenød med ophobning af slim, rastløshed eller trismus, bevidstløshed.

- **Behandling**

Akupunkturpunkt:
P-6 (Neiguan 内关), LI-4 (Hegu 合谷), LU-6
(Kongzui 孔最), HT-6 (Yinxi 阴郄)

Reflekterende punkt:
Hjerte-, milt- og nyrepunkt.

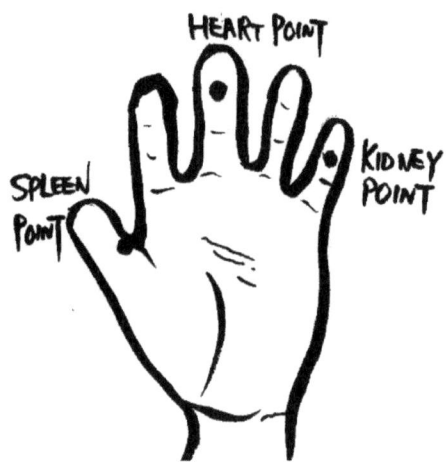

Hjerte, milt og nyre refleks-punkter

2-4 Postpartum kramper 产后抽出 Chanhou Chouchu

Dette er en tilstand med kramper i lemmerne, stivhed i nakke og ryg.
- **Behandling**

Akupunkturpunkt:
LI-11 (Quchi 曲池), LI-4 (Hegu 合谷), SI-3 (Houxi 后溪), P-6 (Neiguan 内关)

2-5 Menstruationshovedpine 经期头痛 Jinqitoutong

Dette er en tilstand med hovedpine før, under eller efter menstruationen på grund af blodmangel, stillestående blod.

- **Behandling**
  Akupunkturpunkt:
  LI-4 (Hegu 合谷), SI-3 (Houxi 后溪)

  Massage:
  LI-4 (Hegu 合谷), SI-1 (Shaoze 少泽), SI-2 (Qiangu 前谷), SI-3 (Houxi 后溪), SJ-2 (Yemen 液门)

  Reflekterende område:
  Hovedområde svarende til placeringen af hovedpine i dorsale og palmare reflekterende områder.

III. Kirurgisk og dermatologisk sygdom

3-1 Eksem 湿疹 Shizhen

Dette er en kronisk, tilbagevendende og irriterende hudsygdom.

- **Behandling**
  Akupunkturpunkt:
  LI-11 (Quchi 曲池), LI-4 (Hegu 合谷), EX-UE1 (Zhoujian 肘尖)

  Massage:
  Ømme pletter, nyre-, mave-, tarm-, milt- og lungeområde.

3-2 Herpes zoster 带状疱疹 Daizhuangpaozhen

Dette er en akut hudsygdom med brændende smerte. Hudlæsioner er erytem og klynger af vesikler arrangeret i tape-lignende rundt om kroppen.

- **Behandling**
  LI-11 (Quchi 曲池)), LI-4 (Hegu 合谷), SJ-6 (Zhigou 支沟), SJ-5 (Waiguan 外关), SI-3 (Houxi 后溪)

  Reflekterende område:
  Områder svarende til placeringen af læsionen i dorsale og palmare reflekterende områder.

3-3 Nældefeber 荨麻疹 Xunmazhen

Dette er en hudsygdom med lyserøde eller blege papuler, der vises på huden og derefter forsvinder fra tid til anden.

- **Behandling**
  Akupunkturpunkt:
  LI-11 (Quchi 曲池), LI-4 (Hegu 合谷), SI-3 (Houxi 后溪)

  Massage:
  Lunge, lever, mave, tarmområder og lungereflekterende punkt.

IV. Pædiatriske sygdomme

4-1 Kramper 小儿惊风 Xiaoerjingfeng

Dette er et almindeligt symptom hos børn med kramper og mental forvirring.

- **Behandling**
  Akupunkturpunkt:
  Tolv Jing-Well*-point, EX-UE-11 (Shixuan 十宣), P-6 (Neiguan 内关), LI-4 (Hegu 合谷)

  *12 Jing-Well punkter:
  LU-11 (Shaoshang 少商), SP-1 (Yinbai 隐白), HT-9 (Shaochong 少冲), KI-1 (Yongquan 涌泉), P-9 (Zhongchong 中冲), LIV-1 (Dadun 大敦), LI-1 (Shangyang 商阳), ST-45 (Lidui 历兑), SI-1, (Shaoze 少泽), BL-67 (Zhiyin 至阴), SJ-1 (Guanchong 关冲), GB-44 (Zuqiaoyin 足窍阴)
  Nålene indsættes i 1,6 cm og fastholdes i fem minutter efter drejning, løftning og stødstimulering.

4-2 Anoreksi 厌食症 Yashizheng

Dette er karakteriseret ved dårlig appetit og spisevægring over en længere periode.

- **Behandling**
  Akupunkturpunkt:
  LI-10 (Shousanli 手三里), LI-4 (Hegu 合谷), EX-UE10 (Sifeng 四缝)
  Nålene indsættes fladt, men fastholdes ikke.

  Reflekterende punkter:
  Mave og tarm, og miltpunkter.

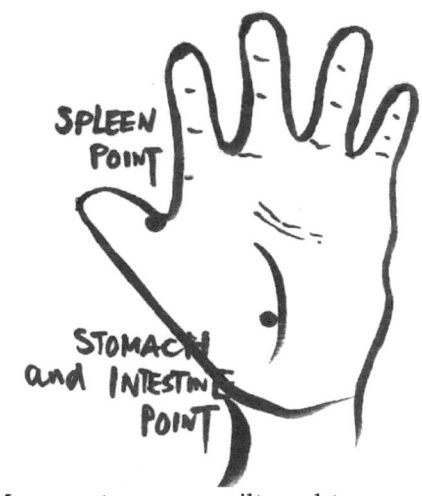

Mave og tarm, og miltpunkt

4-3 Infantil underernæring 小儿营养不良 Yingyangbuliang

Dette er almindeligt for børn med generel svaghed og patologisk slankhed, blød teint og tørt hår på grund af forkert fodring.

- **Behandling**
  Akupunkturpunkt:
  EX-UE10 (Sifeng 四缝)
  Nålene indsættes fladt, men fastholdes ikke.

4-4 Hæmning af udvikling 发育迟缓 Fayuchihuan

Denne tilstand er retardering af at stå, gå og tale, og retarderet vækst af hår og tænder.

- **Behandling**
  Akupunkturpunkt:
  LI-10 (Shousanli 手三里), LI-4 (Hegu 合谷), EX-UE-10 (Sifeng 四缝)
  Nålene indsættes fladt, men fastholdes ikke.

4-5 Stagnation af mad 食物停滞 Shiwutingzhi

Symptomerne er dårlig appetit, fordøjelsesbesvær, udspilet mave og uregelmæssig afføring.

- **Behandling**
  Akupunkturpunkt:
  EX-UE 10, LI-4 (Hegu 合谷)
  Nålene på LI-4 (Hegu 合谷) indsættes fladt, men fastholdes ikke.

4-6 Svaghed 虚弱 Xuruo

Dette inkluderer svaghed i nakke, mund, arme, ben og muskler.

- **Behandling**
  Akupunkturpunkt:
  LI-11 (Quchi 曲池), P-6 (Neiguan 内关), SI-3 (Houxi 后溪), LI-4 (Hegu 合谷)
  Moxibustion kan udføres ved ovenstående akupunkter.

V. Sygdomme i øjne, øre, næse, svælg og mundhule

5-1 Glaucoma (Grøn stær) 青光眼 Qingguangyan

Dette er et øje med spændt øjeæble, udvidet og grønlig pupil og markant nedsat syn. Det er ofte forårsaget af følelsesmæssig ophidselse eller overtræthed, og i de tidlige stadier kan patienten lide af let udspilning af øjeæblet, ipsilateral frontal hovedpine, ømhed i næsen og sløret syn.

- **Behandling**
  Akupunkturpunkt:
  LI-4 (Hegu 合谷)
  Massage:
  EX-UE5 (Dagukong 大骨空), EX-UE6 (Xiaogukong 小骨空), LI-1 (Shangyang 商阳), SI-1 (Shaoze 少泽), SI-3 (Houxi 后溪)

  Reflekterende punkter:
  Øjen- og leverpunkter.

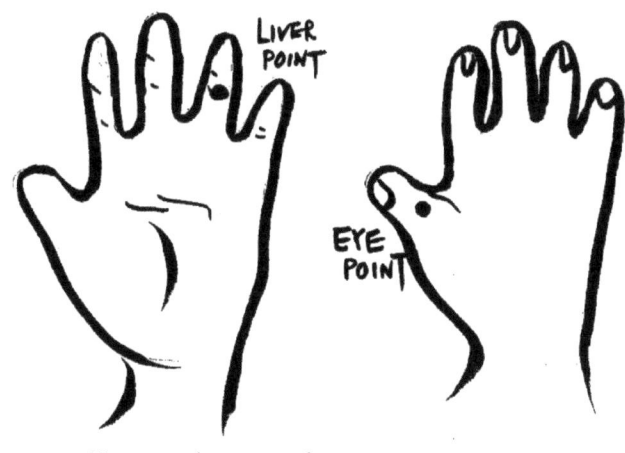

Øjen- og leverpunkter

5-2 Nærsynethed 近视 Jinshi

Dette er en tilstand med normalt nærsyn, men nedsat afstandssyn.

- **Behandling**
  Akupunkturpunkt:
  LI-4 (Hegu 合谷)
  Massage
  LI-2 (Erjian 二间), EX-UE5 (Dagukong 大骨空),
  EX-UE6 (Xiaogukong 小骨空)

Reflekterende punkter:
Øjenområde i palmare reflekterende områder og ulnar eller radial omvendt palmar reflekterende områder.

5-3 Konjunktivitis 结膜炎 Jiemoyan

Dette er en akut øjetilstand med rødme, hævelse, varme og smerter i øjnene forårsaget af eksterne vind- og varmepatogener.

- **Behandling**
  Akupunkturpunkt:
  SJ-1 (Guanchong 关冲), LI-1 (Shangyang 商阳), LI-4 (Hegu 合谷)

  Reflekterende punkter:
  Øjen- og leverpunkter.

5-4 Strabismus 斜视 Xieshi

Dette er pludselig indtræden af øjeæbleafvigelse med begrænset øjeæblebevægelse og dobbeltsyn.

- **Behandling**
  Akupunkturpunkt:
  SJ-3 (Zhongdu 中诸), LI-4 (Hegu 合谷)

  Reflekterende punkter:
  Øjen- og leverpunkter.

5-5 Ondt i halsen 咽喉肿 Yanhouzhongtong

Dette er en tilstand i halsen med rødme, hævelse og smerte.

- **Behandling**
  Akupunkturpunkt:
  LI-4 (Hegu 合谷), LU-11 (Shaoshang 少商), LI-1 (Shangyang 商阳)

5-6 Tinnitus og døvhed 耳鸣 耳聋 Erming Erlong

- **Behandling**
  Akupunkturpunkt:
  SJ-2 (Yemen 液门), SJ-3 (Zhongdu 中诸), SJ-5 (Waiguan 外关)
  Massage:

LI-1 (Shangyang 商阳), LI-4 (Hegu 合谷), LI-5 (Yangxi 阳溪), SI-2 (Qiangu 前谷), SI-3 (Houxi 后溪), SI-4 (Wangu 腕骨), SI-5 (Yanggu 阳谷), SJ-3 (Zhongdu 中诸), SJ-4 (Yangchi 阳池)

Reflekterende punkter:

Temporale hoved- og nyrepunkter.

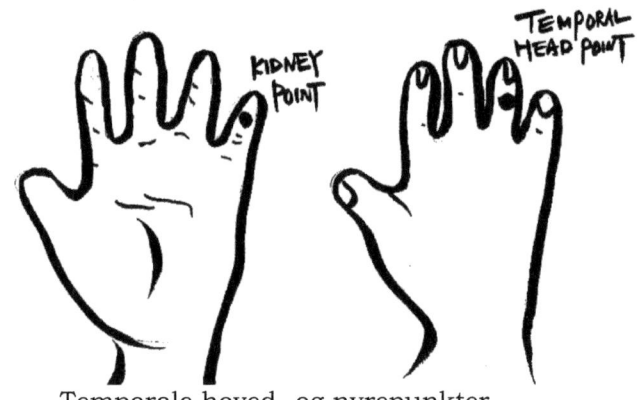

Temporale hoved- og nyrepunkter

5-7 Laryngitis 喉炎 Houyan

Dette er en akut tilstand med hæs stemme og dysfoni.

- **Behandling**
  Akupunkturpunkt:
  P-6 (Neiguan 内关), LI-4 (Hegu 合谷), LI-1 (Shangyang 商阳), LU-11 (Shaoshang 少商)

Reflekterende punkter:
Hals- og mandelpunkter.

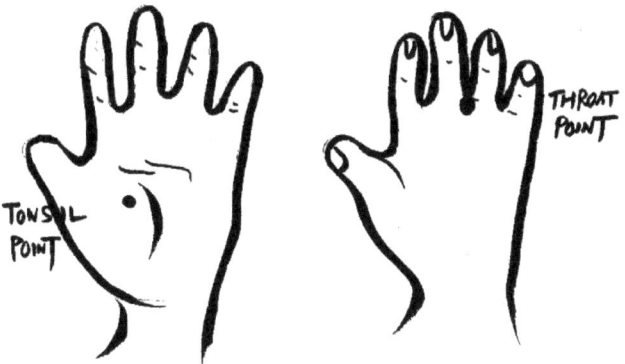

Hals og mandelpunkter

5-8 Afvigelse af munden (ansigtsparese) 面瘫 **Miantan**

Dette er med afvigelse af mund og øje.

- **Behandling**

   Akupunkturpunkt:

   LI-4 (Hegu 合谷), LI-11 (Quchi 曲池)

   Massage:

   LI-2 (Erjian 二间), LI-4 (Hegu 合谷)

   Reflekterende områder:

   De tilsvarende områder af ansigtet i de palmarreflekterende områder og ulnare eller radiale omvendte palmarreflekterende områder.

5-9 Tandpine 牙痛 Yatong

Dette er et symptom på forskellige sygdomme i tænderne og periodontale strukturer.

- **Behandling**
  Akupunkturpunkt.
  LI-1 (Shangyang 商阳), LI-4 (Hegu 合谷)
  Massage:
  LI-1 (Shangyang 商阳), LI-4 (Hegu 合谷), LI-2 (Erjian 二间), LI-3 (Sanjian 三间), LI-5 (Yangxi 阳溪) SI-3 (Houxi 后溪)
  Reflekterende punkt:
  Tandpine punkt.

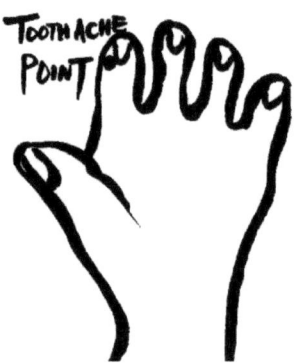

Reference 参考文献

1. Zhou Qinghui, Wrist-Ankle Acupuncture, 2002.

2. Wang Sheng, Hand Therapy, 1997.

3. Musculoskeletal Key.

4. E. Akimoto, Hand and Foot point.

5. Hand reflective zones chart.

Anden literatur for traditionel kinesisk medicin af Sumiko Knudsen

1. Acupuncture for Weight Loss
2. Akupunkture til Vægttab
3. Acupuncture Meridians and Points
4. Akupunktur Meridianer og Punkter
5. Ear Acupuncture
6. Øre Akupunktur
7. Body Acupuncture, Clinical Treatment
8. Krop Akupunktur, Klinisk Behandling
9. Acupuncture and Moxibustion
10. Akupunktur og Moxibustion
11. Scalp Acupuncture
12. Hovedbundsakupunktur
13. Hand Acpuncture – Clinical Treatment